新编21世纪职业教育精品教材
适用于托育 · 早教专业

活页教材

婴幼儿
健康教育活动设计与指导

主　编／高　红　丛立丽
副主编／郭　殷　吴　艳　李宛霓

中国人民大学出版社
· 北京 ·

图书在版编目（CIP）数据

婴幼儿健康教育活动设计与指导 / 高红，丛立丽主编. -- 北京 : 中国人民大学出版社，2022.6
新编 21 世纪职业教育精品教材
ISBN 978-7-300-30645-2

Ⅰ. ①婴… Ⅱ. ①高… ②丛… Ⅲ. ①婴幼儿－保健－职业教育－教材 Ⅳ. ① R174

中国版本图书馆 CIP 数据核字（2022）第 087483 号

新编 21 世纪职业教育精品教材
婴幼儿健康教育活动设计与指导
主　编　高　红　丛立丽
副主编　郭　殷　吴　艳　李宛霓
Yingyou'er Jiankang Jiaoyu Huodong Sheji yu Zhidao

出版发行	中国人民大学出版社		
社　　址	北京中关村大街 31 号	邮政编码	100080
电　　话	010－62511242（总编室）		010－62511770（质管部）
	010－82501766（邮购部）		010－62514148（门市部）
	010－62515195（发行公司）		010－62515275（盗版举报）
网　　址	http://www.crup.com.cn		
经　　销	新华书店		
印　　刷	中煤（北京）印务有限公司		
规　　格	185 mm × 260 mm　16 开本	版　　次	2022 年 6 月第 1 版
印　　张	11.5	印　　次	2022 年 6 月第 1 次印刷
字　　数	215 000	定　　价	48.00 元

前　言

活页式教材是职业教育改革及现代职业教育体系建立的重要成果，是体现现代职业教育课程开发理念的重要载体。本书的编写是对教育学类活页式教材开发的尝试，希望能对广大的教育工作者有所启发及帮助。

本书以就业为导向，以能力培养为本位，强调理论与实践结合，倡导学生自主学习，围绕托育机构教养者需要掌握的教育教学技能，设置和开展一系列的学习任务。本书主要有以下特点：

一是在内容的编排上，把每个核心技能分解为若干学习任务，明确了学习的目标及效果。

二是在每个学习任务中都体现了学习者综合职业素养的培养，落实了课程思政育人要求，将价值教育全面融入每个项目中。

本书由高红、丛立丽担任主编，负责全书的提纲编写、统稿及审校工作；郭殷、吴艳、李宛霓担任副主编。本书具体编写分工如下：高红、丛立丽负责编写项目一、项目二、项目六；李宛霓负责编写项目三；吴艳负责编写项目四；郭殷负责编写项目五。

本书的编写得到了中国人民大学出版社及昆明幼儿师范高等专科学校等各方的大力支持，在此表示衷心的感谢。

由于编者学识有限，本书难免存在疏漏及不足之处，恳请同行、学者批评指正。

编者

2022 年 2 月

课程学习指南

1 课程性质描述

“婴幼儿健康教育活动设计与指导”是基于托育机构教养者工作过程开发出来的学习领域课程，是婴幼儿托育服务与管理专业的核心课程。本门课程以托育机构教养者在开展婴幼儿健康教育活动时应该具备的专业技能为主线，具体设置了设计婴幼儿健康教育活动方案、组织实施婴幼儿健康教育活动、开展说婴幼儿健康教育活动设计、开展婴幼儿健康教育活动评价等几个纵向学习领域内容。为了更直观地呈现每一个学习领域内容，又具体设置了若干横向的学习任务，引导学习者全面掌握开展婴幼儿健康教育活动的专业能力。同时，在每个学习情境中注重对学习者综合素养、社会适应、思想品质等方面的培养，旨在培养出全面发展的婴幼儿照护者。

适用专业：婴幼儿托育服务与管理、早期教育。

开设时间：高职二年级。

建议学时：40 学时。

2 工作任务描述

“婴幼儿健康教育活动设计与指导”课程以学习领域课程论为理论基础，按照托育机构教养者在工作岗位中的工作任务设置了相应的学习任务。本门课程注重的是教学方法的掌握与运用，所以侧重学习者设计活动方案、组织实施活动、开展说活动设计、评价教育活动等技能的培养。

全书按照“总—分—总”的逻辑关系，设置了六个项目。项目一是婴幼儿健康教育活动概述，通过两个学习任务，让学习者从总体上把握婴幼儿健康教育活动的内涵、特点、意义、目标及内容，旨在明确开展婴幼儿健康教育活动的方向问题。项目二是婴幼儿健康教育活动设计与实施，通过两个学习任务，让学习者从全局上把握健康教育活动设计与实施的一些常规方法及策略。根据世界卫生组织把健康界定为身体健康、心理健康及社会适应等三个方面，项目三、项目四、项目五通过九个学习任务，让学习者系统地掌握开展婴幼儿身体健康教育活动、心理健康教育活动、社会适应健康教育活动的基本教育教学技能。项目六是婴幼儿健康教育活动评价，通过三个学习任务，让学习者从教育活动设计、实施、效果三个维度明确评价的方法及标准，进而不断提高自身教育教学的水平。

全书在每个项目中都设置了“价值引领”栏目，与项目的价值目标相对应；每个任务中都设置了非专业能力的目标，在考评中都有所体现，旨在全面培养学习者综合职业素养。

3　课程学习目标

通过本课程的学习，学习者应该能够达到以下目标：

知识目标：理解婴幼儿健康教育活动的内涵、特点、意义；掌握婴幼儿健康教育活动的内容、目标、方法、途径及组织实施策略；掌握婴幼儿健康教育活动评价的内容及方法。

能力目标：能够设计婴幼儿健康教育活动并撰写相应活动方案；能够按照设计的活动方案组织实施婴幼儿健康教育活动；能够开展婴幼儿健康教育说活动设计；能够对婴幼儿健康教育活动进行有效评价。

价值目标：培养核心素养及社会适应性。树立崇高的职业理想，做社会主义合格的幼儿教养者。

4　学习组织形式与方法

本课程的学习组织形式与方法主要采用小组学习，教师引导教学。学习者划分小组，每个小组人数为 5 ～ 6 人，在小组划分时要考虑到学习者个体差异及个人意愿。教师在引导教学实施过程中，应注意以下几点：

首先，教师作用。教师的角色是策划、分析、辅导、评估和激励。教师的主要作用是为学习者提供学习环境、学习资源，引导学习者明确任务、制订计划、进行决策、获得知识、实际操作、完成任务，进而获得能力提升。

其次，学习内容与活动设计。教师要建立起完成任务与学习知识之间的内在联系，将完成任务的整个过程分解为一系列学习者独立学习的过程，在实施中要体现学习者的主体作用。

再次，教学方法。本课程倡导行动导向的教学，教师需要根据任务要求，通过创设情境、问题引导等方式引导学习者完成任务。

最后，任务评价。教师要解读每个任务的学习目标，要考虑到专业能力与非专业能力的要求，既有针对任务本身效果的评价，又要考虑到完成任务过程的评价，还要注重对核心素养的评价。

5 学习项目描述

本课程采用的是以行动领域对应学习领域，全书主要由六个项目组成：

序号	项目	行动载体	任务简介	学时
1	婴幼儿健康教育活动概述	实施健康教育活动的理论基础	任务一：能够对婴幼儿健康活动做出正确的判断和方向性的指导。 任务二：能够制定婴幼儿健康教育活动的目标及选择相应的教育内容。	2
2	婴幼儿健康教育活动的设计与实施	实施健康教育活动的实践准备	任务一：能够运用婴幼儿健康教育活动设计的原则、方法、途径综合指导现实中的教育活动。 任务二：能够对婴幼儿健康教育活动进行整体设计。	4
3	婴幼儿身体健康教育活动	设计实施婴幼儿身体健康方面的具体活动	任务一：收集相关主题活动，积累相关素材，并进行归纳、分类整理。 任务二：用思维导图的形式总结婴幼儿身体健康教育活动设计与组织实施的流程及注意事项。 任务三：撰写婴幼儿身体健康教育活动设计方案并模拟组织实施。	10
4	婴幼儿心理健康教育活动	设计实施婴幼儿心理健康方面的具体活动	任务一：用婴幼儿心理健康的标准解释现实现象，并用思维导图的形式归纳总结婴幼儿心理健康的影响因素。 任务二：用思维导图的形式总结婴幼儿心理健康教育活动设计与组织实施的流程及注意事项。 任务三：撰写一份婴幼儿心理健康教育活动设计方案并模拟组织实施，设计婴幼儿心理健康行为观察记录表。	10
5	婴幼儿社会适应健康教育活动	设计实施婴幼儿社会适应方面的具体活动	任务一：用婴幼儿社会适应健康教育活动相关理论解释一些教育现象。 任务二：用思维导图的形式总结婴幼儿社会适应健康教育活动设计与组织实施的流程及注意事项。 任务三：撰写一份婴幼儿社会适应健康教育活动设计方案并模拟组织实施。	10

续表

序号	项目	行动载体	任务简介	学时
6	婴幼儿健康教育活动评价	实施反馈评价	任务一：能够对婴幼儿健康教育活动设计进行评价并撰写评价报告。 任务二：能够对婴幼儿健康教育活动实施进行评价并撰写评价报告。 任务三：能够对婴幼儿健康教育活动效果进行评价并撰写评价报告。	4

6 学业评价

学号	姓名	项目一		项目二		项目三		项目四		项目五		项目六		总分
		分值	比例	分值	比例	分值	比例	分值	比例	分值	比例	分值	比例	
		5	5%	10	10%	25	25%	25	25%	25	25%	10	10%	100

7 活动流程

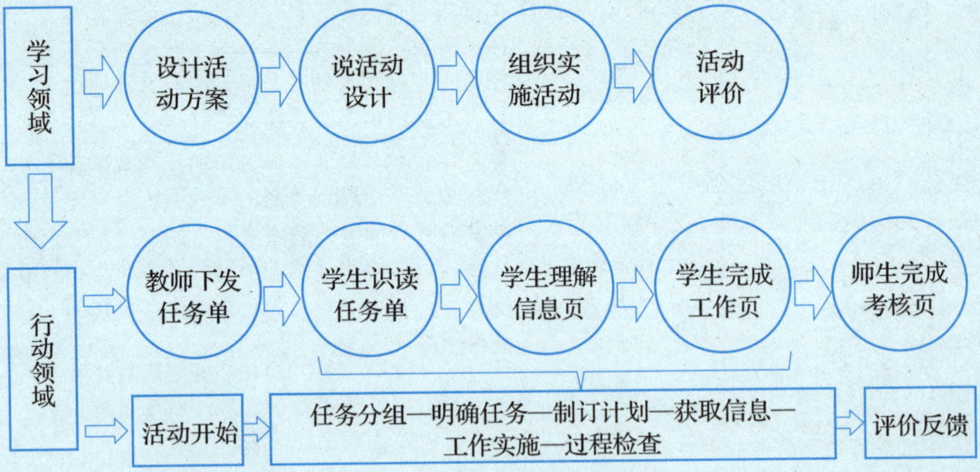

目 录

项目一
婴幼儿健康教育活动概述 …… 1

学习目标 …… 1
知识导图 …… 1
学习任务 …… 2
任务一　婴幼儿健康教育活动的界定 …… 2
任务二　婴幼儿健康教育活动的目标与内容 …… 10
价值引领 …… 20
项目小结 …… 21
项目拓展 …… 21

项目二
婴幼儿健康教育活动的设计与实施 …… 23

学习目标 …… 23
知识导图 …… 23
学习任务 …… 24
任务一　婴幼儿健康教育活动设计的原则及实施方法、途径 …… 24
任务二　婴幼儿健康教育活动设计的要素分析 …… 32

价值引领 …… 40
项目小结 …… 40
项目拓展 …… 40

项目三
婴幼儿身体健康教育活动 …… 41

学习目标 …… 41
知识导图 …… 41
学习任务 …… 42
任务一　婴幼儿身体健康教育活动概述 …… 42
任务二　婴幼儿身体健康教育活动设计与实施 …… 51
任务三　婴幼儿身体健康教育活动案例分析 …… 61
价值引领 …… 74
项目小结 …… 74
项目拓展 …… 74

项目四
婴幼儿心理健康教育活动 …… 75

学习目标 …… 75
知识导图 …… 75
学习任务 …… 76
任务一　婴幼儿心理健康教育活动概述 …… 76
任务二　婴幼儿心理健康教育活动设计与实施 …… 87
任务三　婴幼儿心理健康教育活动案例分析 …… 100
价值引领 …… 108
项目小结 …… 108
项目拓展 …… 108

项目五
婴幼儿社会适应健康教育活动 …… 109
学习目标 …… 109
知识导图 …… 109
学习任务 …… 110
任务一　婴幼儿社会适应健康教育活动概述 …… 110
任务二　婴幼儿社会适应健康教育活动设计与实施 …… 117
任务三　婴幼儿社会适应健康教育活动案例分析 …… 127
价值引领 …… 136
项目小结 …… 136
项目拓展 …… 137

项目六
婴幼儿健康教育活动评价 …… 139
学习目标 …… 139
知识导图 …… 139
学习任务 …… 140
任务一　婴幼儿健康教育活动设计评价 …… 140
任务二　婴幼儿健康教育活动实施评价 …… 150
任务三　婴幼儿健康教育活动效果评价 …… 159
价值引领 …… 169
项目小结 …… 170
项目拓展 …… 170

参考文献 …… 171

项目一

婴幼儿健康教育活动概述

学习目标

知识目标

1. 理解婴儿健康教育活动的定义及特点、意义。
2. 明确婴幼儿健康教育活动的内容。
3. 掌握婴幼儿健康教育活动的各类目标。

能力目标

1. 能够运用所学知识解释一些现实现象并做出正确引导。
2. 能够根据一个主题目标选择合适内容，并绘制相应的主题网络图。

价值目标

1. 培养良好的合作意识。
2. 培养逻辑思维及全局意识。
3. 落实“立德树人”，培养正确的育儿观及教育观。

知识导图

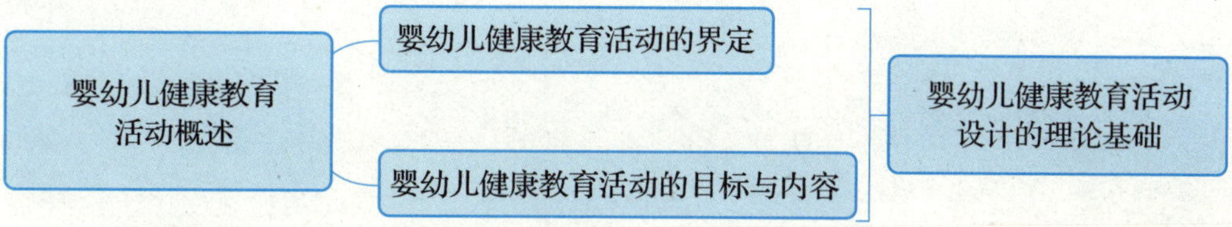

学习任务

任务一　婴幼儿健康教育活动的界定

学习情境描述

婴幼儿健康教育活动是为了维护和增强婴幼儿健康状况所进行的各种活动。实施婴幼儿健康教育活动对婴幼儿的发展有着重要意义。由于婴幼儿的发展受身体、环境等多方面的影响，因此实施婴幼儿健康教育活动有着其自身的特殊性。

通过观察下图，你可以看出什么信息？你有什么感悟？请用你的专业知识分析：图中成人的做法对不对？为什么？

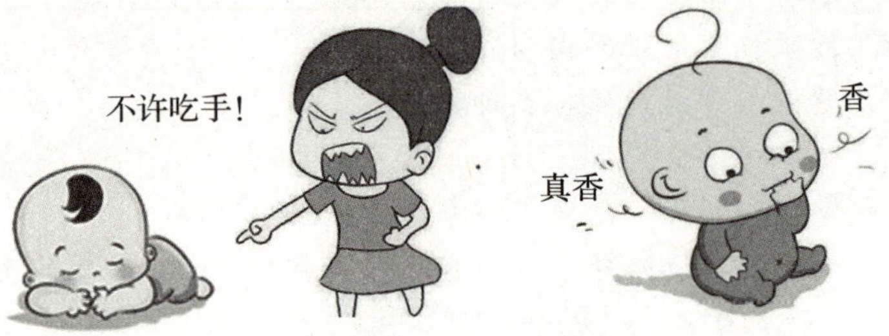

婴幼儿吃手

任务学习目标

1. 明确婴幼儿健康教育活动的定义；理解开展婴幼儿健康活动的意义；掌握婴幼儿健康活动的特点。

2. 能够运用所学知识，解释一些有关婴幼儿健康活动方面的现象，并能正确引导方向。

3. 培养发现、分析问题的能力。

任务单

婴幼儿健康教育活动的界定任务单
任务描述：
婴幼儿时期是孩子神经系统发育最快、各种潜能开发最为关键的时期，婴幼儿健康教育在整个教育活动中占有举足轻重的地位。本次课要求学生明确婴幼儿健康教育活动的定义，理解婴幼儿健康教育活动的意义，掌握婴幼儿健康教育活动的特点，树立正确的育儿观和教师观，能够对婴幼儿的一些健康教育活动做出正确的判断和方向性的指导。
任务要求：
1. 认真完成工作页上的任务，要求书写工整、论述有条理性。 2. 小组分工明确，能体现团队合作的意识。
任务考核：
1. 理解婴幼儿健康教育活动的意义。 2. 运用婴幼儿健康教育活动的特点来进行现实事例的解读。 3. 对本次课的学习有一定的感悟。

工作页

婴幼儿健康教育活动的界定工作页

一、任务分组

任务分组情况按表 1－1－1 填写。

表 1－1－1 学生任务分组表

班级		组号		指导教师	
组长		学号			
组员	姓名		学号		
	姓名		学号		
	姓名		学号		
	姓名		学号		
任务分工					

二、明确任务

1. 本次课的学习意义：____

____

2. 要达到的要求：____

____

3. 培养的能力：____

____

三、制订计划

可以按照表 1－1－2 填写计划，也可以根据自己的实际情况制订计划。

表 1－1－2 计划表

工作内容	
工作程序	
工作分工	
工作进度	

四、获取信息

1. 什么是健康教育？什么是婴幼儿健康教育活动？两者的侧重点在哪里？

2. 婴幼儿健康教育活动开展的意义有哪些？现实生活中如何体现？

3. 婴幼儿健康教育活动的特点有哪些？

五、工作实施

1. 收集相关实例，能够体现婴幼儿健康教育活动的意义。

2. 收集相关实例，能够体现婴幼儿健康教育活动的特点。

3. 用相关理论知识解读学习情境描述中的现象。

六、过程检查

撰写学习本次课的心得体会。

意见与反馈：	

信息页

婴幼儿健康教育活动的界定信息页

一、健康的定义

1946年，世界卫生组织成立时提到了健康的概念："健康乃是一种在身体上，心理上和社会上的完满状态，而不仅仅是没有疾病和虚弱的状态。"世界卫生组织关于健康的这一定义，把人类的健康从生物学的意义，扩展到了精神和社会关系两个方面的健康状态，把人的身心、家庭和社会生活的健康状态均包括在内。

二、健康教育的定义

健康教育是教育活动的一种，是有目的、有计划、有组织、有评价的教育活动，关系到人们的知识、态度和行为的改变。良好的健康教育可引导人们提高自我保健能力、养成健康行为、改正不良习惯、消除危险因素、防止疾病发生，最终促进人类的健康发展。①

三、婴幼儿健康教育活动的定义

婴幼儿健康教育活动是指根据婴幼儿身心发展的特点，为了提高婴幼儿健康认识、改善婴幼儿健康态度、培养婴幼儿健康行为、维护和促进婴幼儿健康而开展的有组织、有计划、有目的的一系列教育活动。它的关键是促进婴幼儿身心健康发展进而培养日后的健康行为。

婴幼儿健康教育活动有别于成人的健康教育活动。主要体现在：首先，在健康认知方面。成人对于健康的认知是主动的、有预判性的。例如成人可以理解喝牛奶可以摄入钙质，进而促进骨骼的发育，可以影响到身高及牙齿的生长，而含糖分过多的饮料或含较多添加剂的食物会在一定程度上影响身体健康等。婴幼儿对健康知识常常是无法理解其原理的，且接收信息是被动的。其次，在健康态度方面。婴幼儿往往是受成人的影响而表面上答应愿意采取某种健康行为，态度易受外界的影响而产生变化；成人可以说明自己不愿或愿意的一些理由，并且态度坚定。最后，在健康行为方面。婴幼儿常常因缺乏动机而拒绝执行某种健康行为，容易受到成人的暗示或环境的干扰；而成人对某些健康行为较为理性，不易受到外界的干扰。② 总之，婴幼儿期健康认知、健康态度和健康行为的特点以及三者之间的复杂关系决

---

① 赵洪，于桂萍. 幼儿园教育活动设计与指导. 北京：北京理工大学出版社，2018.

② 顾荣芳. 试论幼儿健康教育的渗透与融合. 学前教育研究，2002（1）：14-16.

定了婴幼儿健康教育不同于成人的健康教育。

四、婴幼儿健康教育活动的意义

婴幼儿健康教育活动对婴幼儿的身心成长起着重要作用，总结如表 1-1-3 所示。

表 1-1-3　婴幼儿健康教育活动的意义

意义	简述要点	举例
促进婴幼儿身心发展	婴幼儿的发展具有积累性的特点，即婴幼儿时的发展是后期发展的基础。关注婴幼儿早期发展，越早开始，效果越好。婴幼儿期也是身心发展的关键期，其身体的器官、系统发育还不完善，身体抵抗力和自我保护意识较弱，对环境的变化非常敏感，容易受到各种伤害。设计实施科学合理的健康教育，引导婴幼儿参与良好的健康活动，进而帮助婴幼儿掌握基本的健康知识，形成健康的人生态度，养成有利于自身和他人健康的行为习惯。	科学的早期教育的结果体现在提高学习成绩、减少青少年犯罪等方面。一个人的学业和事业成功与否，很大程度上依赖于早年奠定的基础。
为婴幼儿的健康和生活奠定基础	婴幼儿健康教育是终身健康教育的起步阶段。婴幼儿期的健康教育能提高婴幼儿的生命质量，此时形成的健康生活态度和生活方式为提高他们一生的生活和生命质量奠定了基础，使其终身受益。	科学研究发现，孩子早期的体格、情绪、行为发育是真正影响人一生发展的关键。
有助于提高经济产出和减少社会投入成本	对婴幼儿进行健康教育具有良好的长效性，效果体现在不易生病、更好养育，避免或延缓了孩子在发展中容易出现的问题，节省家庭和社会在个体学业、就业上的开支，提高其终身的经济产出。此外，对弱智儿童的早期发现、早期干预，可以提高他们的发展水平，甚至减少特殊教育的投入成本。	美国的高瞻佩里学前教育项目（The High/Scope Perry Preschool Project）对有、无早期健康教育的两组幼儿的终身经济产出和各种社会成本进行估算后发现，对后者的投入是前者的 7 倍。[①]
促进国家、民族的强大和发展	孩子是祖国的未来，我们的明天需要他们去建设和创造，关注婴幼儿身心健康，才能促进整个国家、民族的强大和繁荣。	只有身体、心智、社会和情感发展良好的个体，在各方面才更有机会处于有利的地位，才能够为家庭、社会和国家做出更多的贡献。

五、婴幼儿健康教育活动的特点

受婴幼儿自身成长发育的影响，婴幼儿健康教育活动不同于其他健康教育活动，

① 王书荃，罗静，思愔. 0～3 岁婴幼儿早期教育指南. 北京：中国妇女出版社，2020.

有着自己的特殊性，主要有以下一些特征（见表1－1－4）。

表1－1－4　婴幼儿健康教育活动的特点

主要特征	简述要点	举例
渗透性	婴幼儿的健康教育活动渗透于婴幼儿的各个方面，包括各领域教育活动、环境创设和家园共育。健康教育活动要注重与婴幼儿的日常生活及周围环境相结合，培养其身体、心理及良好品德健康行为习惯和社会适应能力。	例如：在亲子游戏“坐一坐、站一站”中，可以穿插音乐、配合儿歌，或是结合环境等多种形式锻炼婴幼儿的坐与站，为下一步的行走做准备。
实践性	婴幼儿通过感知、体验、动作练习，提高动手操作的能力。婴幼儿在各项生活活动中，经过有利于健康发展的反复实践，在潜移默化、自然熏陶之中养成健康的行为习惯。	例如：在培养婴儿用勺子吃饭的活动中，照看者可以准备两把勺子，一把让婴儿拿着玩，一把用来给婴儿喂食。婴儿通过用手摆弄勺子来认识餐具、使用餐具，为下一步用勺子进餐做好准备。
长期性	婴幼儿的认知特点决定了健康教育活动无法起到立竿见影的效果，必须常抓不懈。日常生活中的健康教育能使婴幼儿健康教育活动得以延伸，有利于形成和巩固婴幼儿的健康行为。	很多的早期干预要到成人以后才突显效果。比如良好的进餐习惯、卫生习惯等。
一体性	家庭、托育机构、社会在婴幼儿健康教育中各自发挥着不同的作用，三者相互协调、相互补充，使家庭、托育机构、社会的健康教育一体化，从而产生协同效果。	托育机构开设的家长课程、亲子活动等。

此外，婴幼儿健康教育活动还是一个注重情感教育的养成教育，其主要内容是周围环境中的生活常识，可以采用多种形式。

考核页

婴幼儿健康教育活动的界定考核页

评价反馈情况填写在表 1-1-5 中。

表 1-1-5　评价反馈表

序号	评价项目	评分标准	满分	评价			综合得分
				自评	互评	师评	
1	阅读知识量	1. 对知识的掌握 2. 阅读知识的态度	30				
2	工作页上任务的理解及完成情况	1. 书写的准确性 2. 完成的态度 3. 完成的内容	60				
3	发现、分析问题的能力	1. 发现问题的能力 2. 分析问题的能力	10				

任务二　婴幼儿健康教育活动的目标与内容

学习情境描述

有一天，某托育机构某班上转来一名幼儿，年龄18个月左右，其手、眼、嘴及身体其他器官发育正常，但仍需要用奶瓶喝水，离开奶瓶就会大声哭泣，更不能像其他孩子那样使用杯子喝水。如果你是托育机构的教师，要怎么开展健康教育活动，帮助该名幼儿克服困难，形成用杯子喝水的良好健康行为？

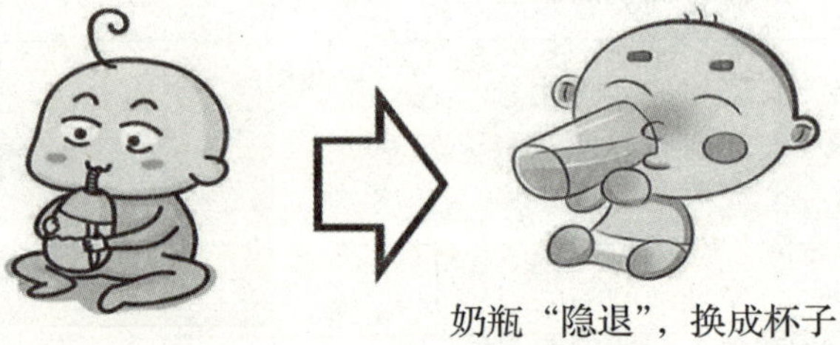

幼儿从用奶瓶喝水到用杯子喝水

任务学习目标

1. 理解婴幼儿健康教育活动的总目标；明确各个年龄段的阶段目标；掌握婴幼儿健康教育活动的具体内容。

2. 能够根据婴幼儿健康教育活动的不同目标选择适宜的教学内容；能够在既定的教学内容中确定相应的具体活动目标；会绘制体现同一个主题的不同教学内容的主题网络图。

3. 培养解决问题的能力。

任务单

婴幼儿健康教育活动的目标与内容任务单
任务描述：
作为合格的托育机构教养者，一方面要明确婴幼儿健康教育活动的总目标及各个阶段的目标，能够按照婴幼儿个体不同发育水平制定适宜的具体活动目标；另一方面要能根据活动的目标选择恰当的健康教育活动内容加以开展。本次课要求学生完成两项任务：一是会制定婴幼儿健康教育活动的具体目标；二是能够绘制体现同一个主题的不同健康教育内容的主题网络图。
任务要求：
1. 总结制定具体活动目标的要点要准确、精炼且具有现实的借鉴意义。 2. 主题网络图要求逻辑性强，清晰、明确，反映主题，最好富有童趣。 3. 在选择具体健康教育活动内容的时候要从全局出发，体现解决问题的能力。
任务考核：
1. 总结制定具体健康教育活动目标的要点及注意事项。 2. 以“快乐宝贝”为主题，绘制一幅至少涉及两个教学内容的主题网络图。

工作页

婴幼儿健康教育活动的目标与内容工作页

一、任务分组

任务分组情况按表 1－2－1 填写。

表 1－2－1　学生任务分组表

班级		组号		指导教师	
组长		学号			
组员	姓名		学号		
	姓名		学号		
	姓名		学号		
	姓名		学号		
任务分工					

二、明确任务

1. 本次课的学习意义：____

____

2. 要达到的要求：____

____

3. 培养的能力：____

____

三、制订计划

可以按照表 1－2－2 填写计划，也可以根据自己的实际情况制订计划。

表 1－2－2　计划表

工作内容	
工作程序	
工作分工	
工作进度	

四、获取信息

1. 婴幼儿健康教育活动的总目标是什么？制定的依据是什么？

2. 婴幼儿健康教育的具体活动目标一般包括哪几个？各自的侧重点是什么？

3. 婴幼儿健康教育活动的内容主要包括几个方面？各方面之间是什么关系？

4. 讨论主题网络图的绘制要点及设计思路。

五、工作实施

1. 总结制定具体活动目标的要点及注意事项。

2. 以“快乐宝贝”为主题，绘制一幅至少涉及两个教学内容的主题网络图。

六、过程检查

完成本次课的任务后进行小组分享，提出改进意见，反复进行修改。

意见与反馈：	

信息页

婴幼儿健康教育活动的目标与内容信息页

一、婴幼儿健康教育活动的目标

（一）婴幼儿健康教育活动的总目标

根据《托育机构保育指导大纲（试行）》《0～3岁婴幼儿早期教养指南（试行）》《0～3岁婴幼儿发展观测及评价参考指标》《幼儿园教育指导纲要（试行）》等相关文件精神，婴幼儿健康教育活动的总目标可以从以下三个方面加以界定：

1. 积累丰富的健康知识

通过多渠道、多形式的健康教育活动向婴幼儿传授健康和卫生科学基本知识，帮助婴幼儿建立现代健康的观念、保健原理和保健知识，让婴幼儿懂得珍惜生命、热爱生活，树立安全意识，可以以正确的科学方法预防疾病，维护自己和他人健康，等等，这是婴幼儿健康教育的基本目标。

2. 树立积极的健康态度

婴幼儿对待健康的态度是促使其将健康知识转化为行为和习惯的动力。婴幼儿对待健康的态度是通过健康知识的学习，以及受健康环境和周围人的健康意识的影响而逐步形成的。这种态度一旦形成就很难改变，因此婴幼儿健康教育要纠正婴幼儿不正确的健康态度，帮助他们树立正确积极的健康态度。

3. 培养良好的健康行为

所谓健康行为，泛指一切有利于健康的行为。比如良好的进餐习惯、饮食习惯、睡眠习惯、卫生习惯、与同伴和睦相处等均属于健康行为。通过健康教育活动，帮助婴幼儿养成健康行为是婴幼儿健康教育活动的最终目标。

（二）婴幼儿健康教育活动的阶段性目标

婴幼儿健康教育活动的阶段性目标也可以称为年龄阶段目标，它是对总目标的细化，是制定具体活动目标的直接依据。以不同年龄段婴幼儿的身心发展特点为依据确定不同层次的健康教育目标，可以保证婴幼儿活动的适宜性和发展性。

按照《托育机构保育指导大纲（试行）》的相关规定，可以将婴幼儿健康教育活动按7～12个月、13～24个月、25～36个月三个年龄阶段制定相应的阶段性目标。三个阶段性目标分别从婴幼儿身体健康、心理健康、社会适应等方面确定，其具体内容在后文中详细介绍，这里不予赘述。

（三）婴幼儿健康教育具体活动目标

在设计婴幼儿健康教育具体活动目标时要涵盖婴幼儿认知、情感、动作技能的各个方面，保证婴幼儿在基本知识、基本技能、基本素养方面得到全面发展。因此，婴幼儿健康教育具体活动目标有以下几个方面（见表 1－2－3）。

表 1－2－3　婴幼儿健康教育具体活动目标

具体目标	简述要点	主要描述
知识目标	知识目标包括有关健康基础知识的掌握。如营养、睡眠、动作等。	知识目标可以分为了解、掌握、领会、分析、综合和评价。
技能目标	技能目标包括认知技能目标和动作技能目标。一方面是把知识转化为实际操作或在现实生活中的运用能力；另一方面是指对动作感知、运动协调和动作技能的发展。	技能目标可以分为模仿、操作、运用、迁移等方面。
情感目标	情感目标包括兴趣、态度、习惯、价值观念和社会适应能力的发展。	情感目标分为感受、倾向、意向、组织和性格化等方面。

除了以上目标的界定，还有一些目标的分类，主要有：学期目标、月目标、周目标等按时间段制定的目标；课程目标、单元目标、主题活动目标、游戏目标、生活目标、保育目标等按教育内容的性质制定的目标。

不管以怎样的维度对目标进行分解，教育的目标都是一样的，这些目标相互联系、相互制约，构成一个有机整体，促进婴幼儿身心全面和谐发展。

二、婴幼儿健康教育活动的内容

信息页

根据世界卫生组织对健康概念的界定及《国务院办公厅关于促进 3 岁以下婴幼儿照护服务发展的指导意见》《托育机构保育指导大纲（试行）》等相关文件精神，婴幼儿健康教育活动的内容可以从三个方面加以表述（见表 1－2－4）。

表 1－2－4　婴幼儿健康教育活动的内容

具体内容	简述要点	举例
身体健康	婴幼儿身体健康主要是指婴幼儿身体的各个器官组织的构造正常，且身高、体重的增长保持在正常范围内；各个生理系统都良好地发挥作用，具有有效抵御各种疾病的能力等。	大脑、躯体、五官、动作的生长发育等。
心理健康	婴幼儿心理健康是指婴幼儿的心理发展健全，整个心理活动和心理特征可以相互协调、适度发展、相对稳定，并能与客观环境相适应。	稳定而快乐的情绪、高尚的情感、坚强的意志、良好的性格及和谐的同伴关系等。
社会适应	婴幼儿的社会适应主要是指婴幼儿的社会性发展，是婴幼儿掌握社会规范、形成社会技能、学习社会角色，进而适应社会活动的能力。	主动参与活动，控制自己的行为，形成任务意识、规则意识、合作意识等。

婴幼儿健康教育活动内容的三个方面，从不同层面诠释了婴幼儿健康的状态。社会适应归根结底取决于生理和心理的健康状况；心理健康是身体健康的精神支柱，身体健康又是心理健康的物质基础，良好的情绪状态可以使生理功能处于最佳状态。作为身心统一体的人，生理、心理及社会适应是紧密依存的三个方面。

三、婴幼儿健康教育活动主题网络图

（一）主题网络图的内涵

主题网络图是在当下“整合教育课程”中以主题综合活动开展教育教学活动的背景下，教师根据确定的某一主题，引发一系列活动，并不断地向外扩展、延伸，以放射状网络图的形式呈现出来的一个有机、动态的结构系统。

（二）婴幼儿健康教育活动主题网络图的含义

婴幼儿健康教育活动主题网络图主要是围绕“健康”主题，可以根据季节、天气或婴幼儿的身体生长发育、兴趣，或之前预设好的教育计划等来确定相关的主题背景，之后把和主题相关的知识经验全部调动起来，经过归纳整理、交流讨论等，再把这些知识点建立起某种联系，以网状的形式将这种联系直观形象地呈现出来。①

（三）婴幼儿健康教育活动主题网络图的意义

婴幼儿健康教育活动主题网络图的建构有利于健康主题活动有计划地顺利开展，有利于教养者及时发现问题、提出问题，并能进行延展课程的开发。此外，对教养者自身能力的发展也有重要意义。具体见表 1-2-5。

信息页

表 1-2-5　婴幼儿健康教育活动主题网络图的意义

具体意义	简述要点	举例
有助于教养者的专业成长	婴幼儿健康教育活动主题网络图的设计一方面要符合婴幼儿身心发展的阶段特点，满足婴幼儿全面发展的需要；另一方面也要对健康教育的相关内容有一个全面理解，使知识能够融会贯通，有助于教养者的专业发展。	例如：以“灵活的小手”为主题，可以引申出捏小球、摸一摸、勤洗手、自己穿脱衣服等内容。
有助于培养教养者的逻辑思维能力	婴幼儿健康教育活动主题网络图中所包含的项目、内容等都是按一定逻辑关系排列的。这就需要把扩展的相关知识进行分类、归纳、提炼和演绎，进而提高了教养者的逻辑思维能力。	例如：主题活动“小雪花”，可以引申出感知冷暖、抓一抓、涂一涂、说一说、听一听等不同内容。

① 黎晓莉. 基于幼师职业能力的幼儿园主题课程网络图设计. 现代职业教育，2017（14）：110-112.

续表

具体意义	简述要点	举例
有助于提升教养者活动设计的理念及能力	婴幼儿健康教育活动主题网络图让教育活动的脉络更加清晰，教学活动的环节更加突出，进而提高了教养者设计教育活动、拓展主题活动的能力。	例如：在“上下楼梯”的活动中，可以进行数一数的拓展活动设计。

（四）婴幼儿健康教育活动主题网络图的设计

首先，要深入解读健康教育主题活动的教育目标。教养者要先仔细解读健康教育主题活动的总目标，再根据总目标的要求提出一些相关联的预设领域知识进行整合。以“认识自己”主题活动为例，该主题活动的目标有：一是加深婴幼儿对人体器官构造的认识；二是培养婴幼儿的自我意识及社会交往能力。根据活动目标，选择预设领域内容相关知识，如“我的身体”“我的家庭”“我的朋友”等，设计一级主题网络图（见图 1－2－1）。

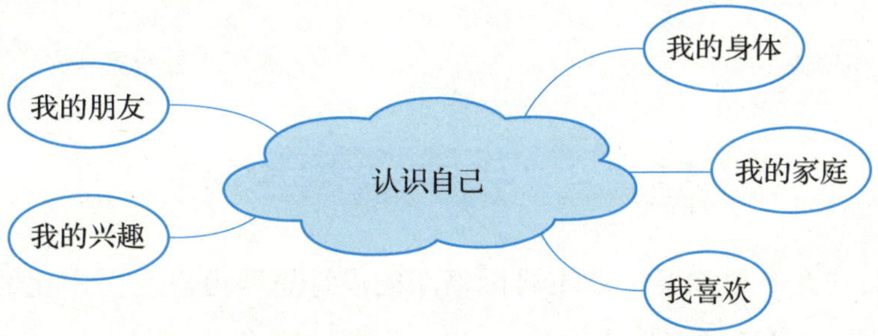

图 1－2－1　“认识自己”一级主题网络图

其次，对相关领域内容和知识点进行演绎、归纳。在这个主题活动中，关于“我的身体”可以从名称、功能方面加深婴幼儿对人体器官构造的认知，进而拓展到相关安全教育及疾病的预防等内容。详细分解见图 1－2－2。

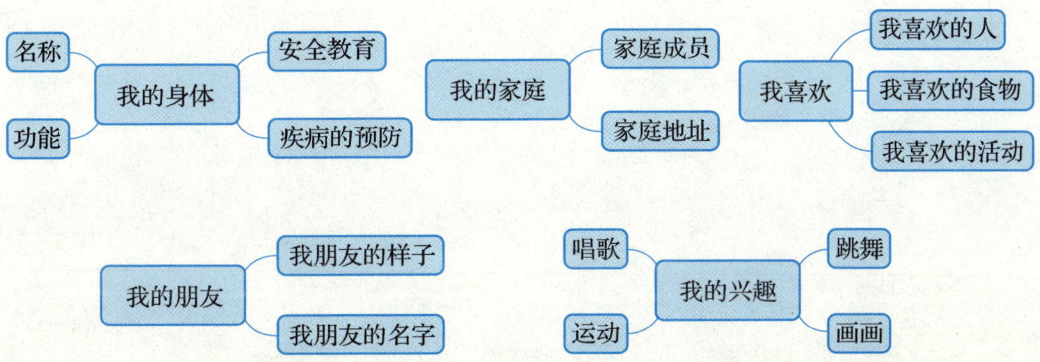

图 1－2－2　“认识自己”分解主题网络图

最后，整合主题网络图，并预留主题的生成空间。把分解的网络图与设计的一级网络图进行整合，形成完整的主题网络图（见图 1－2－3）。值得注意的是，婴幼儿健康教育活动应该是以婴幼儿为主体的活动，所以网络图只是具备一定的指向性和参考价值，教养者要根据现实环境中婴幼儿的兴趣、需要及相关反映预留一些相关主题内容、空间，为延展或拓展课程做准备。

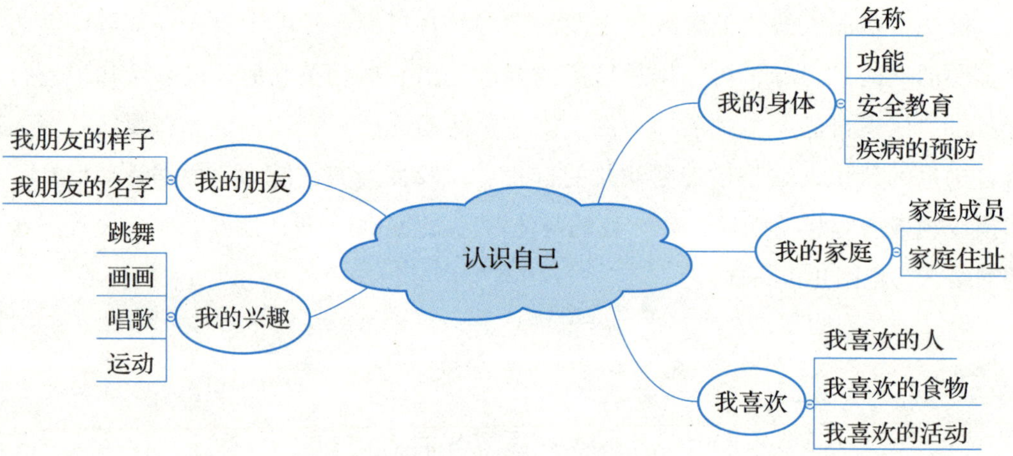

图 1－2－3 “认识自己”完整主题网络图

总之，婴幼儿健康教育活动主题网络图的设计思路可以是多样化的，并不是单一不变的。有时候在一个网络图的设计中，不同等级会有不同的设计思路。一般来说，一级主题下面一般会设置 2 ～ 5 个二级主题，二级主题下面又可以有若干个子主题，这些大大小小的主题都是围绕一级主题而开展的。此外，在子主题下面最好预留一些活动的延展项目，便于活动的灵活应用。

考核页

婴幼儿健康教育活动的目标与内容考核页

评价反馈情况填写在表 1-2-6 中。

表 1-2-6　评价反馈表

序号	评价项目	评分标准	满分	评价			综合得分
				自评	互评	师评	
1	阅读知识量	1. 主动获取知识的态度 2. 获取知识的数量 3. 获取知识的实用性	30				
2	工作页上任务的理解及完成情况	1. 书写的准确性 2. 完成的态度 3. 完成的内容	60				
3	解决问题的能力	解决问题的能力	10				

价值引领

党的十九大报告明确指出“建设教育强国是中华民族伟大复兴的基础工程，必须把教育事业放在优先位置，深化教育改革，加快教育现代化，办好人民满意的教育。要全面贯彻党的教育方针，落实立德树人根本任务，发展素质教育，推进教育公平，培养德智体美全面发展的社会主义建设者和接班人”。“加强师德师风建设，培养高素质教师队伍，倡导全社会尊师重教”。

立德树人是中华优秀传统文化，可是最近发生的托育机构相关人员虐童事件却一次又一次地撞击着我们心灵，让我们痛心疾首：我们的幼儿教育怎么了？

从对虐童事件的谴责，到对托育机构存在目的的讨论，再到对教师素质的担忧，人们的愤怒与焦虑交织上升，甚至有人提议：幼儿园全方位无死角安装监控探头，用技术保障孩子在园的安全。技术能保障孩子们的安全吗？如果家长整天记挂着查看监控，哪有时间工作？如果教师始终处在环绕的监控之下，与犯人有何区别？如果监控让别有用心的人员利用，孩子的隐私如何保护？这样的托育机构，岂不成了另一种“监狱”了吗？

如何从根本上解决虐童问题，除了外部环境的完善之外，恐怕最为核心和关键所在就是我们师资队伍的建设了。

我们期望越来越多有专业素养、有温度、有情感的教师涌现，期望他们是“亲和”的教师，会用微笑、拥抱、鼓励、夸奖面对儿童；期望他们是“理解”的教师，能站在儿童的角度思考问题、解决问题，能满足儿童的合理需求，常和儿童聊天；期望他们是“尊重”的教师，与儿童说话聊天取平视姿态，敢于向儿童道歉，能采纳儿童的建议和意见，多用礼貌用语；期望他们是“支持”的教师，能支持儿童活动的开展，帮助遇到困难的儿童，参与到儿童的活动之中，提供儿童开展活动的各种所需（时间、空间、物品、语言等），会用暗示来向儿童传递活动的方法。

我相信，“立德树人”的落实定能给予儿童健康成长的空间。

资料来源：崔利玲.“立德树人”呼唤有情感、有专业素养的教师.（2018-04-18）[2021-09-21]. http://www.moe.gov.cn/jyb_xwfb/moe_2082/zl_2017n/2017_zl76/201804/t20180418_333520.html.

思考：如何落实“立德树人”？如何建立正确的育儿观及教师观？请制订一份相应的工作计划。

项目小结

本项目从托育机构教养者在现实工作中经常遇到的问题入手，重点学习婴幼儿健康教育活动的内涵、意义、特点，以及婴幼儿健康教育活动的目标及内容，旨在帮助学习者建立对婴幼儿健康教育活动的全面认知，树立正确的育儿观及教师观，为后续知识和技能的学习打下扎实的基础。

项目拓展

1. 在教育活动中制订什么样的教育计划，才能实现婴幼儿健康教育活动的意义？
2. 谈谈你对婴幼儿健康教育活动的总体认识。

项目二

婴幼儿健康教育活动的设计与实施

学习目标

知识目标

1. 理解婴幼儿健康教育活动设计的含义、原则。
2. 熟悉婴幼儿健康教育活动实施的方法及途径。
3. 掌握婴幼儿健康教育活动设计的构成要素。

能力目标

1. 能够用相关知识对现实教育活动做出分析，具备发现、分析、解决问题的能力。
2. 能够选择适合的婴幼儿健康教育活动实施的方法，并采取适宜的实施途径设计教育活动。
3. 能够对婴幼儿教育活动设计要素进行准确描述。

价值目标

1. 培养全局意识及善于总结、思考的精神。
2. 践行社会主义核心价值观，培养爱岗敬业的工作态度。

知识导图

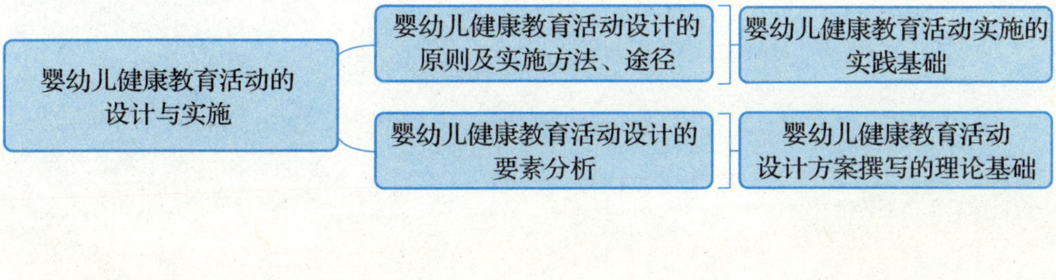

学习任务

任务一　婴幼儿健康教育活动设计的原则及实施方法、途径

学习情境描述

请你用本任务所学的相关知识设计一个 7 ～ 12 个月婴幼儿健康教育活动：手指动作训练，并解释设计的意图。训练目标：锻炼婴幼儿手及手指的灵活性、手眼协调性，促进手、眼、耳、脑感知觉能力的发展。

任务学习目标

1. 理解婴幼儿健康教育活动设计的原则；掌握婴幼儿健康教育活动组织实施的基本方法及其优缺点；掌握婴幼儿健康教育活动实施的途径。

2. 能够运用婴幼儿健康教育活动设计的原则指导现实中教育活动的设计；能够对婴幼儿健康教育活动实施方法进行优势互补的整合；能够选择适合的婴幼儿健康教育活动实施途径设计教育活动。

3. 培养信息加工及提炼能力、资源整合能力。

任务单

婴幼儿健康教育活动设计的原则及实施方法、途径任务单
任务描述：
婴幼儿健康教育活动的设计是教育活动顺利进行及教育目标实现的前提保证，也是教养者在组织实施教育活动前必须要完成的工作之一。教育活动的设计要遵循一定的原则，组织实施要采用一定的方法和途径。本次课要求学生完成两项任务：一是运用活动设计的原则指导活动设计；二是对不同的组织实施方法及途径进行优势互补的整合。
任务要求：
1. 对教育活动的指导具有现实意义。 2. 思维导图要求清晰、明确，语言简练、有概括性，体现资源整合能力。 3. 完成工作页上的内容，字迹要工整、清晰。
任务考核：
1. 能够运用婴幼儿健康教育活动设计的原则、方法、途径综合指导现实中的教育活动。 2. 用思维导图的形式，归纳总结婴幼儿健康教育活动实施方法及途径的优缺点。

工作页

婴幼儿健康教育活动设计的原则及实施方法、途径工作页

一、任务分组

任务分组情况按表 2－1－1 填写。

表 2－1－1　学生任务分组表

班级		组号		指导教师	
组长		学号			
组员	姓名		学号		
	姓名		学号		
	姓名		学号		
	姓名		学号		
任务分工					

二、明确任务

1. 本次课的学习意义：____

____

2. 要达到的要求：____

____

3. 培养的能力：____

____

三、制订计划

可以按照表 2－1－2 填写计划，也可以根据自己的实际情况制订计划。

表 2－1－2　计划表

工作内容	
工作程序	
工作分工	
工作进度	

四、获取信息

1. 婴幼儿健康教育活动设计的一般原则有哪些?

2. 婴幼儿健康教育活动组织实施的方法和途径有哪些?各自的优缺点是什么?

五、工作实施

1. 收集相关实例,说明婴幼儿健康教育活动设计原则的具体应用。

2. 总结婴幼儿健康教育活动组织实施的方法及途径的优缺点,并能用思维导图的形式加以呈现。(可以另附页)

3. 完成学习情境描述中的任务,并解释相应的原则、方法及途径。

六、过程检查

分享相关任务成果,提出改进意见,反复进行修改。

意见与反馈:	

信息页

婴幼儿健康教育活动设计的原则及实施方法、途径信息页

一、婴幼儿健康教育活动设计的含义

婴幼儿健康教育活动设计是指遵循婴幼儿的身心发展特点，按照一定的教育目标，选择一定的教育内容，运用恰当的教学方法，采取一定的组织实施途径，形成对婴幼儿施加教育影响的活动方案。

二、婴幼儿健康教育活动设计的原则

婴幼儿健康教育活动设计的原则起着统领全局的作用，是使教育活动达到目标的重要保障。在具体活动设计中主要遵循以下一些原则（见表 2－1－3）。

表 2－1－3　婴幼儿健康教育活动设计的原则

原则	简述要点	举例
发展适宜性原则	发展适宜性原则主要体现在两个方面：一方面要根据婴幼儿的身心发展阶段特点和生活经验来安排和组织设计教育活动；另一方面要求传授给婴幼儿的知识和技能一定是科学的、正确的、准确的，且要有一定的教育功能。	例如：5 个月大的婴儿能够做出一些有效动作，但抓握时仍是“一把抓”。在对婴儿进行手部精细动作的训练时，应该让婴儿一手抓握一个玩具。同时注意准备材质不同的玩具，以使婴儿抓握时有不同的感受和认知。
婴幼儿主体性原则	婴幼儿主体性原则意味着婴幼儿是活动的主人，婴幼儿可以根据自己的兴趣需要自由地选择活动的内容和形式，教养者要为婴幼儿创设宽松、和谐、愉快、自主的精神环境，使学习成为一种享受。鼓励婴幼儿多做、多说、多观察、多动脑等。	例如：在对幼儿进行社会适应训练时，可以通过游戏的形式鼓励幼儿多与同伴交往、学会分享和关心他人等。
直观趣味性原则	婴幼儿健康教育活动设计要符合婴幼儿的兴趣和认知，所有活动设计的内容和形式要具有直观趣味性，充分调动婴幼儿学习的主动性，吸引婴幼儿的兴趣，集中婴幼儿的注意力，达到寓教于乐的效果。	例如：在进行动作拧一拧、盖一盖的训练活动中，应该尽量提供幼儿感兴趣的彩色小瓶，或是采用摇一摇、听一听的方式来吸引幼儿主动进行拧一拧、盖一盖的动作。
综合整合性原则	综合整合性原则是指教养者要科学合理地利用一切有价值的因素对婴幼儿施以教育影响。要在生活中寻找恰当的教育契机，将教育渗透于婴幼儿的生活中。此外，在教育活动中除了要获得知识、技能外，还要有情感或是态度的体验，构成一个统一的整合体共同发展。	例如：在“神秘口袋”活动中，除了训练幼儿摸一摸、认一认的感知觉的发展，锻炼幼儿听与说的能力发展外，还可以丰富幼儿对现实世界的情感体验。

总之，在进行婴幼儿健康教育活动设计时，必须时刻牢记要以婴幼儿发展为核心的设计理念，在充分尊重婴幼儿年龄段发展特点的基础上，根据最近发展区理论设计和安排教育活动，只有这样才能全面促进婴幼儿的发展。

三、婴幼儿健康教育活动实施的方法

婴幼儿时期是生理、心理、社会适应的发展关键期，想要有效地实施婴幼儿的早期干预，完成婴幼儿健康教育的目标，依赖于实施活动方法的选择。婴幼儿健康教育活动实施的方法归纳起来主要有言语法、感知体验法、实践法、环境影响法等几个大类。具体解析见表 2-1-4。

表 2-1-4　婴幼儿健康教育活动实施的方法

主要方法	简述要点	方法举例
言语法	言语法主要是指教养者通过讲解、交谈、讲述、谈话等多种方式，通过语言的刺激，发挥婴幼儿内在的潜能，进而实现发展其生理、心理及社会适应的目的。	例如：给 3 月龄的婴儿练习伸手抓握的能力，教养者可以一边做动作一边说："小玩具，我爱你，抓住你，亲亲你。小玩具，叮当响，抓住你，晃一晃。"
感知体验法	感知体验法主要是指让婴幼儿通过听觉、视觉、嗅觉、味觉、触觉等感知觉来获得客观事物的形象和特征。在发展其感知觉的同时，获得生理、心理及社会适应的发展。	例如：给 2 月龄的婴儿做练习抬头的活动，可以通过看一看、找一找的方式加以训练。通过观察玩具的方位及听玩具摇晃的声音来引导婴儿练习抬头。
实践法	实践法主要是采取实际操作或是社会实践活动等方式的教育方法。常见的实践法有观察法、操作法、游戏法、练习法等。通过婴幼儿亲身经历、动手实践来达到发展的目的。	例如：活动"我们一起扔出去"主要是促进幼儿精细动作的发展，可以通过游戏的形式，利用操作法、观察法鼓励幼儿把玩具拿起来，再扔出去。
环境影响法	环境影响法主要是教养者通过营造一定的环境来潜移默化地丰富婴幼儿的认知，影响婴幼儿行为的一种方法。主要有情境表演法、榜样示范法等。	例如：活动"走小路"主要促进幼儿稳定行走的能力。该活动通过创设情境，用积木设置一条小路，鼓励幼儿拿一个玩具在狭窄的路上走等。

四、婴幼儿健康教育活动实施的途径

婴幼儿健康教育活动实施的途径是多种多样的，概括起来主要有专门的健康教育活动、日常生活活动、游戏活动和亲子活动等，详见表 2-1-5。

表 2－1－5　婴幼儿健康教育活动实施的途径

实施途径	简述要点	举例
专门的健康教育活动	专门的健康教育活动一般是教养者根据婴幼儿的心理、生理发展规律和学习的特点，设置不同月龄教学目标，再通过适宜的教学方法、手段、形式、途径把教学内容传递给婴幼儿，实现阶段教学任务的一种组织活动。	托育机构教养者组织实施的具体活动。
日常生活活动	日常生活活动是实施婴幼儿健康教育活动的主要途径。主要是通过挖掘现实生活中的教育元素对婴幼儿实施教育的一种方法。	例如：在喝水、吃饭的时候渗透身体健康教育的内容。
游戏活动	游戏是实施婴幼儿健康教育活动的最佳途径。游戏活动可以发展婴幼儿的想象力、创造力、表达能力，促进婴幼儿情感、个性、品质、行为习惯等方面的健康发展，对婴幼儿具有独特的价值。	例如："拍手"活动的目的是促进幼儿手部动作的发展，大多采用游戏的形式组织开展。
亲子活动	亲子活动主要是指由家长和婴幼儿共同参与完成的教育活动。亲子活动一方面可以促进婴幼儿与家长的关系，另一方面还能促进婴幼儿多方面能力的协同发展，是婴幼儿健康教育活动重要的实施途径。	例如：亲子园活动，以及托育机构邀请家长共同参加的一些活动。

考核页

婴幼儿健康教育活动设计的原则及实施方法、途径考核页

评价反馈情况填写在表 2－1－6 中。

表 2－1－6　评价反馈表

序号	评价项目	评分标准	满分	评价			综合得分
				自评	互评	师评	
1	阅读知识量	1. 对知识的掌握 2. 阅读知识的态度	20				
2	工作页上任务的理解及完成情况	1. 书写的准确性 2. 完成的态度 3. 完成的内容	60				
3	信息加工及提炼、资源整合能力	1. 信息加工及提炼的能力 2. 资源整合的能力	20				

任务二　婴幼儿健康教育活动设计的要素分析

学习情境描述

最近，乐乐的妈妈非常着急，因为乐乐已经8个月了，却还不会手脚并用地往前爬，只会坐在床上一点一点“蠕动”，并且是向两边“蠕动”，有时为了够到心仪的玩具，都把小屁股蹭红了。乐乐妈妈担心乐乐存在发育异常，想带乐乐去医院就医。

思考：乐乐是否存在发育异常？有什么依据？

任务：请为乐乐设计一次学习爬行的健康活动。

任务学习目标

1. 明确婴幼儿健康教育活动设计的内涵；掌握婴幼儿健康教育活动设计的构成要素及各要素确定的策略。

2. 能够对婴幼儿健康教育活动设计要素进行准确描述。

3. 培养归纳总结、概括的能力及全局意识。

任务单

婴幼儿健康教育活动设计的要素分析任务单
任务描述：
在明确了婴幼儿健康教育活动的目标、内容、实施方法及途径后，为了保证活动的顺利进行，还必须进行具体活动方案设计及撰写工作。本次课要求学生完成两个任务：一个是总结出婴幼儿健康教育活动设计方案中确定各个要素的方法策略；另一个是根据既定主题或活动目标撰写婴幼儿健康教育活动设计方案。
任务要求：
1. 总结的方法、策略要具体有效，具有参考价值。 2. 活动设计要体现全局意识，目标明确、重点突出、方法得当、途径有效、层次鲜明，具有现实意义。
任务考核：
1. 根据已学知识，总结婴幼儿健康教育活动设计方案中确定各个要素的方法策略。 2. 根据既定主题对活动进行设计，完成工作页内容，并进行小组分享。

工作页

婴幼儿健康教育活动设计的要素分析工作页

一、任务分组

任务分组情况按表 2 - 2 - 1 填写。

表 2 - 2 - 1　学生任务分组表

班级		组号		指导教师	
组长		学号			
组员	姓名		学号		
	姓名		学号		
	姓名		学号		
	姓名		学号		
任务分工					

二、明确任务

1. 本次课的学习意义：________________________________

____

2. 要达到的要求：________________________________

____

3. 培养的能力：________________________________

____

三、制订计划

可以按照表 2 - 2 - 2 填写计划，也可以根据自己的实际情况来制订计划。

表 2 - 2 - 2　计划表

工作内容	
工作程序	
工作分工	
工作进度	

四、获取信息

1. 婴幼儿健康教育活动的构成要素有哪些？

2. 讨论并总结婴幼儿健康教育活动各个要素设计的要点。

五、工作实施

1. 结合所学知识，请为 16 ～ 18 月龄的幼儿设计一次锻炼手部动作灵活性的健康教育活动，要写出具体活动方案。要求：结构完整、内容丰富，符合婴幼儿月龄特点，具有现实可操作性。

2. 完成学习情境描述中的小任务。

六、过程检查

分享设计的活动方案，提出改进意见，反复修改。

意见与反馈：	

信息页

婴幼儿健康教育活动设计的要素分析信息页

一、婴幼儿健康教育活动设计的构成要素

婴幼儿健康教育活动设计的构成要素一般有活动名称、设计意图、活动目标、活动重难点、活动方法与途径、活动准备、活动过程、活动延伸、活动反思等。

（一）活动名称

活动名称是对本次活动所要反映的主题内容的概括。从活动名称可以了解到本次教育活动的主要内容和目标。

（二）设计意图

设计意图体现了教养者活动设计的教育理念，是对需要解决的问题的表述。主要是简要介绍本次活动的主要内容、设计思路和依据。

（三）活动目标

活动目标是本次活动要达到的具体要求。活动目标是婴幼儿健康教育活动设计中的核心要素，为整个活动指明了方向，目标确定得是否合适直接关系到整个教育活动的有效性。一般主要包括三个维度的内容：认知目标、技能目标及情感目标。

（四）活动重难点

活动重点是指本次教育活动中关键性、最基本的中心内容，也是本次教育活动中需要完成的核心任务。活动难点是从婴幼儿的实际出发，考虑到实现活动过程中可能会遇到的难以理解或难以领会的内容。一般是突出活动重点，突破活动难点。

（五）活动方法与途径

活动方法主要是针对本次教育活动的具体内容和婴幼儿自身发展的特点所确定的呈现给婴幼儿的有效办法。活动途径是指具体实施活动的渠道。

（六）活动准备

活动准备是实施健康教育活动的前提，准备得越充分，活动实施起来就会越顺利。活动准备主要包括婴幼儿的知识储备及经验准备、物质材料准备、活动地点的安排及其他环境布置等。

（七）活动过程

活动过程是活动展开的具体步骤及内容，体现着教师的设计意图及教学理念，是整个教学设计中的核心环节。主要包括导入部分、展开部分、结束部分。

（八）活动延伸

活动延伸是对已有活动进行补充和提高，或是对下一次活动的铺垫，或是体现

家园共育的教育理念。教师要根据婴幼儿的兴趣和掌握情况做适当延展，切忌无目地延伸。

（九）活动反思

活动反思也称活动评价，是教师在教育活动实施过程中对教育活动设计进行自我反思与评价的一种方式，是自我提高、自我成长的过程，也可以是对教育效果进行反思。

二、婴幼儿健康教育活动设计的要素分析

为了使婴幼儿健康教育活动顺利进行，取得良好的活动效果，在开展婴幼儿健康教育活动之前，教养者需要预先设计健康教育活动，制定具体的活动方案。下面以一份 4 ～ 6 月龄婴儿具体活动方案为例，对婴幼儿健康教育活动设计中的每一个要素进行详细分析（见表 2－2－3），目的是总结一些方法和策略。

表 2－2－3　婴幼儿健康教育活动的要素分析

要素分析	活动案例	解析要点
活动名称	坐一坐、站一站	在设计活动名称时要突出教育的主要内容，既要贴近婴幼儿月龄特点，又要体现一定的认知水平，要符合最近发展区理论，表述上要完整且最好有童趣。
设计意图	4 ～ 6 月龄的婴儿在大动作、精细动作能力方面有了很大的发展，能翻身、能坐，为了促进婴儿更好地发展活动能力，本次活动专门设计了坐和站的动作训练。	在进行设计意图的撰写时要考虑几个方面的内容：（1）根据婴幼儿的兴趣及身心需求进行设计；（2）根据婴幼儿健康教育活动的目标设计；（3）根据婴幼儿健康发展的一些相关文件及指标进行设计。总之，要突出两个方面：（1）设计的依据；（2）设计的教育思路。
活动目标	认知目标：帮助婴儿掌握坐和站的一些方法要领。 技能目标：帮助婴儿练习坐和站的动作。 情感目标：培养婴儿坚持不懈、克服困难的个性品质。	认知目标是理论、认知层面的要求体现，技能目标侧重行为操作层面的要求体现，情感目标是个性品质的要求体现。在设计时要有针对性地体现不同维度的具体要求。
活动重难点	本次活动的重点是训练婴儿坐和站的能力。难点是帮助婴儿掌握坐和站的方法，进而实现坐和站。	确定的活动重点要体现本次教育活动的核心任务；确定的活动难点是结合婴幼儿实际，在实施活动过程中可能遇到的关键困难。
活动方法与途径	针对婴儿的活动能力和月龄特点，主要采用感官体验法、游戏法及交谈法等活动方法，通过游戏活动来加以组织实施。	活动方法的选择要考虑几个方面：（1）活动内容的适宜性；（2）婴幼儿自身特点及接受能力；（3）活动目标的可实现性。 活动途径的选择要考虑：（1）体现婴幼儿的主体性；（2）体现资源的整合性；（3）体现实际的可操作性。

信息页

续表

要素分析	活动案例	解析要点
活动准备	能发出声音的玩具；舒适的垫子；儿歌及音乐。	一般活动准备包括物质准备和经验准备。物质准备主要是为了实施教育活动所需要的物质条件；经验准备是教师和婴幼儿实施活动的生理、心理的衔接准备。
活动过程	导入部分：引导婴儿稳定情绪，播放儿歌（“大手拉小手，我们都是好朋友。扶着坐一坐，托起站一站，床上跳一跳，宝宝长得高”）。 展开部分：教师根据婴儿的情绪反应引导婴儿仰卧在垫子上，用婴儿喜欢的有声响的玩具逗引其注意，之后把玩具放在高处。教师一边重复儿歌一边扶婴儿双臂让其坐起。然后双手托起婴儿腋下，使其站立，让婴儿够到玩具。婴儿情绪好的时候，还可以帮助婴儿在垫子上走走、跳跳。 结束部分：教师将婴儿放回原处，并对婴儿进行全身抚触，缓解疲劳。在愉快的音乐声中结束活动。 注意：教师扶着婴儿双臂起身时要注意安全，千万不要太用力，以免婴儿脱臼。另外，婴儿喜欢反复玩游戏，但容易疲劳，所以教师可以3～5分钟后就让婴儿休息一会儿，反复多次进行训练。	导入部分要点：教师恰当的导入策略非常重要，可以在较短时间内吸引婴幼儿的注意力，引导婴幼儿主动探究、思考，保证教育活动的顺利实施。常见的导入方式有：问题导入、游戏导入、情境导入、演示导入等。导入的要求：语言要生动、精炼，时间一般以1～2分钟为宜。 展开部分要点：这个部分是活动的具体呈现，是完成教育目标的主要部分，用时最长，是活动设计的主体。要注意以下几个问题：（1）内容与目标要关联；（2）采用的活动方法及途径要恰当；（3）游戏设计要合理；（4）教师的语言要适宜。此部分可以按照整体感知、亲身实践、情节深化、巩固提高等环节来安排具体组织实施。 结束部分要点：活动结束设计要充分体现开放性，要符合婴幼儿的现实状况，在婴幼儿意犹未尽的时候找好时机结束活动。
活动延伸	可以在适宜的情况下，在婴儿面前放置彩色玩具逗引婴儿拿取，锻炼婴儿手眼协调能力。	教师要根据婴幼儿的兴趣和活动实施情况做适当的延展，切忌无目的延伸。活动延伸的方式多种多样，可以是游戏的方式、谈话的方式、家园共育的方式等。
活动反思	本次活动针对4～6月龄婴儿发展的水平和需要，设计了坐与站的动作训练，既注重对婴儿身体动作的指导，也关注了其自身语言、情感的体验。此外，还对下次的手眼协调训练进行了适当的活动延伸。	活动反思也称为活动评价，它既包括对活动内容的总结，也包括对活动中婴幼儿的行为表现的小结。从中应该可以看出本次活动的效果，同时也要提出本次活动的不足及改进方向，为下一步提高活动质量提供参考。

考核页

婴幼儿健康教育活动设计的要素分析考核页

评价反馈情况填写在表 2－2－4 中。

表 2－2－4　评价反馈表

序号	评价项目	评分标准	满分	评价			综合得分
				自评	互评	师评	
1	阅读知识量	1. 主动获取知识的态度 2. 获取知识的数量 3. 获取知识的实用性	20				
2	工作页中任务的理解及完成情况	1. 书写的准确性 2. 完成的态度 3. 完成的内容	60				
3	归纳总结、概括能力，全局意识	1. 归纳总结、概括能力 2. 全局意识	20				

价值引领

党的十八大提出，倡导富强、民主、文明、和谐，倡导自由、平等、公正、法治，倡导爱国、敬业、诚信、友善，积极培育和践行社会主义核心价值观。富强、民主、文明、和谐是国家层面的价值目标，自由、平等、公正、法治是社会层面的价值取向，爱国、敬业、诚信、友善是公民个人层面的价值准则，这 24 个字是社会主义核心价值观的基本内容。

2021 年 9 月 10 日教师节，《人民日报》刊发了报道《云南丽江华坪女子高级中学党支部书记、校长张桂梅——扎根深山，不负韶华》，点赞了“七一勋章”获得者张桂梅老师。张桂梅老师的优秀案例是践行社会主义核心价值观的体现。

资料来源：丁雅诵. 云南丽江华坪女子高级中学党支部书记、校长张桂梅——扎根深山，不负韶华. 人民日报，2021-09-10.

思考：在以后的教育工作中，你将如何践行社会主义核心价值观？如何做到爱岗敬业，争做一名合格的教育工作者？谈谈你的计划或认识。

项目小结

本项目从设计婴幼儿健康教育活动方案时需要采用的策略入手，重点学习婴幼儿健康教育活动设计的内涵、原则、组织实施的方法及途径，以及婴幼儿健康教育活动设计的构成要素及相应分析，旨在帮助学习者从全局把握婴幼儿健康教育活动设计与实施的相关要点，为后续知识和技能的学习打下扎实的基础。

项目拓展

1. 在以后的婴幼儿健康教育活动中，你将如何实施设计的活动方案？

2. 通过阅读、查阅文献等多种手段获得婴幼儿各个年龄段发展的特点，并进行分析汇总。

项目三

婴幼儿身体健康教育活动

学习目标

知识目标

1. 理解婴幼儿身体健康教育活动的内涵、特点。
2. 明确婴幼儿身体健康教育活动的内容、分类。
3. 掌握婴幼儿身体健康教育活动设计与组织实施的方法及策略。

能力目标

1. 能够设计婴幼儿身体健康教育活动并组织实施。
2. 能够开展说婴幼儿身体健康教育活动设计。
3. 培养理论联系实际的能力及归纳、分类整理的能力。
4. 培养资源整合的能力及良好的语言表达能力。

价值目标

1. 培养团队合作意识，建立促进婴幼儿生命优化发展的意识。
2. 树立科学的育儿观，尊重婴幼儿成长规律，顺应婴幼儿的发展，提升职业道德。

知识导图

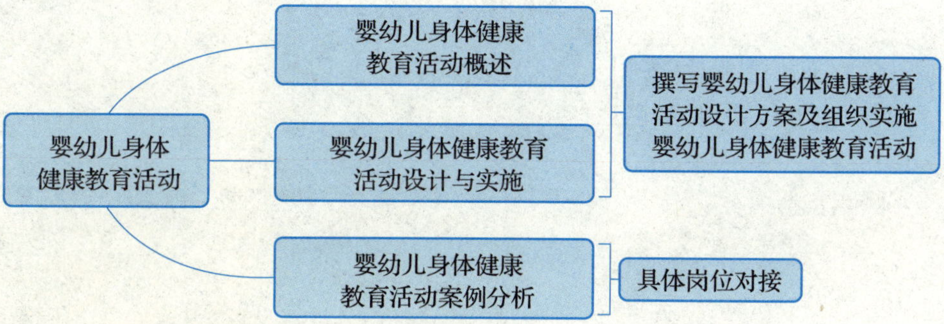

学习任务

任务一　婴幼儿身体健康教育活动概述

学习情境描述

婴幼儿的健康成长与教育息息相关，身体健康教育是健康教育的重要内容之一。那么，可以从哪些方面开展活动以促进婴幼儿健康成长？

任务：收集身体健康教育活动相关主题、任务、情境、素材等，并进行信息整理和分类。

任务学习目标

1. 理解婴幼儿身体健康教育活动的内涵、特点；明确婴幼儿身体健康教育活动的内容及分类。

2. 能对婴幼儿身体健康教育活动相关主题、任务、情境、素材等进行收集、整理、信息分类；能够用相关理论解释现实中的教育现象。

3. 培养理论联系实际的能力及归纳、分类整理的能力。

任务单

婴幼儿身体健康教育活动概述任务单
任务描述：
婴幼儿身体健康是婴幼儿健康教育活动的一个重点训练项目，早期教养活动中不仅要关注婴幼儿的身体健康情况，更应该抓住教育契机，做好身体健康教育活动设计与训练，让婴幼儿从小对成长、身体有一定的基础认知，从而培养最基本的自我保护意识和能力，同时也能从小培养积极锻炼身体的好习惯，提高身体素质。本次课要完成两个具体任务：一是能用本次课的相关理论解释现实中的一些教育现象；二是收集相关主题活动，积累相关素材，并能进行归纳、分类整理。
任务要求：
1. 认真完成工作页上的任务，要求字迹清晰、书写工整。 2. 收集相关资料要完整，分类整理要体现不同特征。 3. 解释现实教育现象时要体现相关理论，有说服力。
任务考核：
1. 用本次课相关理论解释一些现实中的教育现象（也可以是反例）。 2. 收集相关主题活动，积累相关素材，并进行归纳、分类整理。

工作页

婴幼儿身体健康教育活动概述工作页

一、任务分组

任务分组情况按表 3-1-1 填写。

表 3-1-1　学生任务分组表

班级		组号		指导教师	
组长		学号			
组员	姓名		学号		
	姓名		学号		
	姓名		学号		
	姓名		学号		
任务分工					

二、明确任务

1. 本次课的学习意义：________________________________

____

2. 要达到的要求：________________________________

____

3. 培养的能力：________________________________

____

三、制订计划

可以按照表 3-1-2 填写计划，也可以根据自己的实际情况制订计划。

表 3-1-2　计划表

工作内容	
工作程序	
工作分工	
工作进度	

四、获取信息

1. 讨论婴幼儿身体健康教育活动的内涵。

2. 讨论并总结婴幼儿身体健康教育活动的特点，并能对具体实例加以分析。

3. 适合婴幼儿身体健康教育活动的内容有哪些？

4. 针对不同月龄婴幼儿身体发展的特点，对婴幼儿身体健康教育活动内容进行分解。

五、工作实施

1. 案例：然然 21 个月大了，进托育园时还穿着纸尿裤，然然妈妈觉得纸尿裤容易导致红屁股，时间久了还让孩子养成依赖，入托时要求老师每天按时把尿，不穿纸尿裤。陈老师收到然然妈妈的诉求时，不是直接按照然然妈妈的指示完成，而是巧妙地采用绘本阅读、故事分享、耐心陪伴等方式让然然在轻松愉快的氛围中学会了有尿意时及时告诉老师，学会勇敢地表达自己。请用本次课的相关理论解释案例中的教育现象。

2. 收集相关主题活动，积累相关素材，并进行归纳、分类整理（可以以婴幼儿的月龄为参照）。

六、过程检查

对本次课知识进行归纳总结，以小组为单位进行分享，并进行补充和修改。

意见与反馈：	

信息页

婴幼儿身体健康教育活动概述信息页

一、婴幼儿身体健康教育活动的内涵

婴幼儿身体健康教育活动是指托育机构的教养者有计划、有目的地组织实施教育活动，促使婴幼儿有意识地采纳益于健康的行为和生活方式，预防疾病，消除或减轻影响健康的危险因素，促进其健康成长。

二、婴幼儿身体健康教育活动的内容

（一）婴幼儿身体健康教育活动的内容选择依据

1. 贯彻托育政策与指导性文件

婴幼儿身体健康教育活动的内容选择以《国务院办公厅关于促进3岁以下婴幼儿照护服务发展的指导意见》《托育机构保育指导大纲》等文件要求为依据。例如，《托育机构保育指导大纲》中提到鼓励婴幼儿进行形式多样的身体活动，为婴幼儿提供参加爬、走、跑、钻、踢、跳等活动的机会。

2. 婴幼儿身心发展的特点

全面了解婴幼儿身心发展的特点以及各月龄的发展目标与要求，明确各月龄婴幼儿的发展水平，针对婴幼儿的身体发展现状，结合自身的生活经验与健康习惯进行贴近生活的身体健康活动教育。

3. 婴幼儿的生活环境

生活环境包括自然环境和人工环境，也包括居家环境、社区环境、托育环境等。由于婴幼儿处于身体迅速发育阶段，生活环境对其身体健康影响起着至关重要的作用。因此，在进行婴幼儿身体健康教育活动内容选择时，要充分考虑其生活环境因素。

（二）婴幼儿身体健康教育活动的具体内容

1. 身体认知及保护

（1）认识身体，建立初步的自我保护意识。

认识眼、耳、口、鼻、手等外部器官的名称、位置，知道人体还有心脏、肺、骨头等内部组织与器官等。不随便挖鼻孔、掏耳朵、抠肚脐等；知道要保护眼睛，有灰尘进入眼睛要闭眼并告诉老师或家长，不能用脏手揉眼睛；感冒了会擦鼻涕、擤鼻涕。有初步的自我保护意识，不舒服时能告诉老师或家长，能配合吃药、打针。

（2）培养良好的作息习惯与规律，促进婴幼儿健康成长。

良好的作息习惯包括一日三餐定时、睡眠时间充足合理、户外活动时间有保障等。从小养成良好的作息规律，有利于婴幼儿的身体发育，还可以增强个人的自律能力，为婴幼儿的全面发展提供一个良好的基础。

（3）帮助婴幼儿逐步树立关心、保护身体健康的意识。

婴幼儿对于身体的认知是充满好奇的，随着年龄的增大，活动范围扩大，动作能力也随之增强，除了教养者应提高安全意识以外，也应该让婴幼儿从了解自己身体开始，提高保护身体健康的意识。

2. 生活卫生与自理能力

（1）睡眠习惯。

养成良好的睡眠规律与睡眠习惯，逐渐养成独自入睡、入睡快的好习惯。婴幼儿健康睡眠参考表见表 3－1－3。

表 3－1－3　婴幼儿健康睡眠参考表

月龄	白天小睡次数	每天建议睡眠时长
0～3 个月	>4 次	14～20 小时
4～6 个月	3～4 次	12～18 小时
7～12 个月	2～3 次	12～16 小时
13～24 个月	2 次	11～15 小时
25～36 个月	1 次	11～14 小时

资料来源：刘玺诚，王惠珊. 婴幼儿睡眠与成长. 北京：中国中医药出版社，2011.

（2）个人卫生习惯。

养成良好的卫生习惯，懂得饭前便后洗手，每天刷牙漱口，从需要成人的帮助到自己独立完成，愿意尝试独立完成，讲卫生、爱干净。

（3）逐渐培养生活自理能力。

在 3 岁前初步培养自我服务意识，能自己脱衣、脱袜、脱裤子等，要大小便时能告诉成人，学习使用勺子，能自己进餐等。

3. 体格锻炼

（1）提高每日活动量，保证每日的身体活动时间，包括日常活动、游戏、体育运动等。

建议满月后，选择无风、天气较好时，每天在户外活动数分钟；半岁后每天户外活动时间从 0.5 小时延长至 2 小时左右，每天 2 次；3 岁时每天户外活动时间可延长至 2～3 小时。充足的户外活动时间，有利于维生素 D 的合成，从而促进骨骼的发育，可以给婴幼儿带来丰富的感官刺激，提供更多的运动机会。户外活动形式多样，如散步、玩耍、骑车、郊游等。随着季节的变换，可以调整户外活动的时间与频率。每天户外活动时间控制在上午 11 点前、下午 3 点后。

另外，每天在室内也应该有足够的活动量，室内活动可以是做家务、收拾物品，也可以是爬行、翻滚、丢球等。

（2）以发展基本运动能力为核心，提供多种形式的运动方式。

运动可以促进婴幼儿生长发育，提高身体运动、协调能力，发展和促进婴幼儿的基础运动能力（如翻身、爬行、走、跑、跳等），具有健康的体态。

1）多目标：发展基本动作技能；锻炼心肺、骨骼、肌肉；提高灵敏、协调和平衡能力。

2）多种环境：室内、室外；水中、草地、冰雪等。

3）多种强度：以低强度为主，循序渐进，每天适当加入中等以上强度的运动内容。例如，可以从散步到跑步，再到追球、踢球等。

4）多种方式：亲子游戏、同伴玩耍、自由玩耍等。

（3）培养婴幼儿运动兴趣，增强身体素质。

培养孩子的运动习惯和运动爱好应该趁早，最好从婴幼儿阶段就开始，在运动中提高身体素质，培养体育精神。

三、婴幼儿身体健康教育活动的特点

受婴幼儿自身成长发育的影响，婴幼儿身体健康教育活动不同于其他健康教育活动，有着自己的特殊性，主要有以下一些特点（见表 3－1－4）。

表 3－1－4　婴幼儿身体健康教育活动的特点

主要特点	简述要点	举例
体验性	身体健康教育活动更多的是以自身体验为主	体格锻炼、运动、精细动作、习惯养成等
注重情感教育与养成教育	生活规律和好习惯要从小培养，过程中重视情感教育，关注婴幼儿的心灵成长与习惯养成	在睡觉时要布置良好的睡眠环境，播放有助于睡眠的音乐，以促进良好睡眠习惯的养成。
内容生活化	身体健康教育活动的内容可以融入一日生活的各个环节中，内容的选择也可来源于生活	进餐时可进行进餐习惯培养的教育活动；固定一日生活作息时间等
融合性	身体健康教育活动可融入其他领域的活动内容中开展	认知领域：认识身体 动作领域：体格锻炼

四、婴幼儿身体健康教育活动内容的分类[①]

婴幼儿身体健康教育活动的内容按照婴幼儿不同的月龄特点可进行以下分类（见表 3－1－5 至表 3－1－7）。

① 陈雅芳. 0～3 岁儿童亲子活动设计与指导. 上海：复旦大学出版社，2020.

表 3-1-5　分类 1：身体认知及保护

0～6个月	7～12个月	13～18个月	19～24个月	25～36个月
做好护理工作	认识镜中的自己	能指认身体各部位	手部精细动作增强：翻书、折纸、手指游戏	建立初步保护自我的意识
保护婴儿不受伤害	知道手、脚，并能灵活使用，能用手指东西、拍手；能指认五官	手指认识，加强手指精细动作训练	自我保护意识萌发	生病时能告诉老师、家长，愿意接受医生的治疗
指导家长做好回应式照料	口腔肌肉训练：舔、吸	口腔肌肉训练——咀嚼	手眼协调能力增强：穿串珠	尝试了解自己的身体、自己从何而来
视觉追踪、黑白卡训练；听觉训练	会看彩色图片，能区别酸味、甜味、苦味，能区别香味和臭味，进入手的敏感期——开始触觉训练	强化触觉训练，玩沙、豆子、不同质感的颗粒物等，注意安全	学会使用二指捏、穿珠子等精细动作	知道在运动中保护自己

表 3-1-6　分类 2：生活卫生与自理能力

0～6个月	7～12个月	13～18个月	19～24个月	25～36个月
睡眠习惯	睡眠规律	形成如厕意识	能进行衣服、裤子分类，能脱衣服、裤子	能自己洗脸、洗手、穿衣服，提高生活自理的愿望
帮助婴儿进行口腔护理	建立口腔护理的意愿	培养刷牙的好习惯	尝试自己解决问题	便后擦屁股、冲厕所
逐渐养成定时喂养的好习惯	尝试自己进食，建立规律饮食	愿意在成人的帮助下自己进餐，形成良好的饮食习惯与规律	能表达意愿、要求，形成良好睡眠习惯，能独自入睡，会用勺子	帮老师、家长做简单的事情：折衣服、擦鞋、切东西、洗毛巾等

表 3-1-7　分类 3：体格锻炼

0～6个月	7～12个月	13～18个月	19～24个月	25～36个月
抬头	坐、爬、站切换练习	独立行走、原地跳	跑、并足连续向前跳	花样走：横着走、倒退走、单脚跳着走
翻身、坐	爬、站、走	站、蹲切换自如	搬运小物	运动素质锻炼（协调、平衡、灵敏、耐力、速度）
被动操、日光浴	主、被动操	模仿操、空气浴锻炼	徒手操、冷水浴锻炼	轻器械操，形成运动习惯

以上按月龄的分类适用于大部分的婴幼儿，但考虑到婴幼儿的个体差异，还需要具体问题具体分析，合理安排教育活动内容。

考核页

婴幼儿身体健康教育活动概述考核页

评价反馈情况填写在表 3－1－8 中。

表 3－1－8　评价反馈表

序号	评价项目	评分标准	满分	评价			综合得分
				自评	互评	师评	
1	阅读知识量	1. 对知识的掌握 2. 阅读知识的态度	20				
2	工作页上任务的理解及完成情况	1. 书写的准确性 2. 完成的态度 3. 完成的内容	60				
3	理论联系实际的能力及归纳、分类整理的能力	1. 理论联系实际的能力 2. 归纳、分类整理的能力	20				

任务二　婴幼儿身体健康教育活动设计与实施

学习情境描述

每年的6月6日是全国爱眼日，托育机构的教养者想给宝宝们开展相关主题教育活动。围绕此主题，可以开展哪些活动来提高婴幼儿对眼睛的保护意识呢？

任务：请你以爱眼日健康活动为主题，设计一个婴幼儿身体健康教育活动，口述其设计思路及实施策略，并进行分享。

任务学习目标

1. 理解婴幼儿身体健康教育活动的组织形式；明确婴幼儿身体健康教育活动设计与实施的原则；掌握婴幼儿身体健康教育活动设计的流程；掌握婴幼儿身体健康教育活动实施的方法及途径。

2. 能够运用相关理论设计与实施婴幼儿身体健康教育活动。

3. 培养团队合作能力、促进婴幼儿生命优化发展的能力。

任务单

婴幼儿身体健康教育活动设计与实施任务单
任务描述：
婴幼儿的身体健康影响着他们的未来，也关系到我国未来人口素质的高低。《托育机构保育指导大纲》中提出，托育机构工作的核心是“最大限度地保护婴幼儿的安全和健康”。托育机构的教养者需要设计合理的身体健康教育活动，将身体健康教育内容植入婴幼儿心中，从认识自己的身体到懂得珍爱生命，从培养爱运动的好习惯到增强身体素质，为婴幼儿的健康成长打下良好基础。针对婴幼儿身体健康教育活动设计与实施的相关内容，本次课需要完成两项任务：一是小组合作设计一次婴幼儿身体健康教育活动；二是把整个活动设计过程及总结的注意事项用思维导图的形式呈现出来。
任务要求：
1. 设计的婴幼儿身体健康教育活动要内容适宜、流程完整、重点突出，具有可操作性。 2. 绘制的思维导图要体现婴幼儿生命优化发展的能力，且节点清晰、逻辑性强。 3. 小组分工明确，具有团队合作能力。
任务考核：
1. 小组合作设计一次婴幼儿身体健康教育活动。 2. 用思维导图的形式总结这次活动设计的流程及注意事项。

工作页

婴幼儿身体健康教育活动设计与实施工作页

一、任务分组

任务分组情况按表 3－2－1 填写。

表 3－2－1 学生任务分组表

班级		组号		指导教师	
组长		学号			
组员	姓名		学号		
	姓名		学号		
	姓名		学号		
	姓名		学号		
任务分工					

二、明确任务

1. 本次课的学习意义：________________________________

____

2. 要达到的要求：________________________________

____

3. 培养的能力：________________________________

____

三、制订计划

可以按照表 3－2－2 填写计划，也可以根据自己的实际情况制订计划。

表 3－2－2 计划表

工作内容	
工作程序	
工作分工	
工作进度	

四、获取信息

1. 讨论婴幼儿身体健康教育活动的组织形式，以及各自的优缺点。

2. 讨论婴幼儿身体健康教育活动设计的原则，及其怎样体现在现实的教育活动中。

3. 讨论婴幼儿身体健康教育活动设计的流程，绘制思维导图。

4. 讨论婴幼儿身体健康教育活动实施的原则，及其如何体现在具体活动中。

5. 探讨最优的婴幼儿身体健康教育活动实施的方法、途径。

6. 讨论婴幼儿身体健康教育活动实施的注意事项。

五、工作实施

1. 选定婴幼儿身体健康教育活动实施的方法和途径。

2. 小组合作设计一次婴幼儿身体健康教育活动，并进行分享。

六、过程检查

通过小组分享，发现问题，提出改进措施，进行修改，再分享，以此类推，直至活动可以组织实施。

意见与反馈：	

信息页

婴幼儿身体健康教育活动设计与实施信息页

一、婴幼儿身体健康教育活动设计

（一）婴幼儿身体健康教育活动的组织形式

1. 集体教育活动

集体教育活动是托育机构主要的主要教学方式之一，全班婴幼儿共同参与，面向全体，在活动中相互启发、相互学习，培养合作意识。教师根据大多数婴幼儿的情况，有计划、有目的地开展教学活动。

例如，某托育机构开展的集体教育活动“眼睛眨呀眨”，通过集体教学的方式，穿插游戏、知识讲解等活动环节，让婴幼儿不仅知道了眼睛的作用，也学会了保护眼睛。

2. 个别化教育活动

因材施教，发挥婴幼儿的主体性，以个别化指导为主，让婴幼儿在独自的活动中积极参与，达到活动目标。

例如，在亲子教学活动过程中，根据婴幼儿的具体情况，家长可以参照教师的指导和要求，有针对性地降低或者提高难度，以便婴幼儿更好地发展自身能力。

3. 区域自由活动

利用区角或区域，创设具有身体健康教育意义的区域空间，在区域活动的自由小空间中，达到健康教育的目的。

例如，某托育机构设立了专门的“爬爬空间”，让婴幼儿在场地内自由、快乐地进行爬行练习；设立了食物餐台，让婴幼儿知道分发食物的流程，让婴幼儿学会等待，同时进餐后能自己把餐具放回餐台等。

（二）婴幼儿身体健康教育活动设计的原则

1. 个体差异性原则

活动前，根据婴幼儿不同的经历、素质、能力发展情况等进行有针对性的教育，这样自然会提高每个婴幼儿对教育的适应性。

2. 安全性原则

婴幼儿认知世界的方式主要就是依靠手摸、牙齿咬、舌头舔等，随着大肌肉运动的发展，他们的活动范围逐渐变大，动作越来越迅速，危险发生的概率就会加大。在动作发展训练、体格锻炼等活动中，要注意活动内容和活动空间的安全性。

3. 生活性原则

婴幼儿的健康教育活动应以生活主题为主，或将教育贯穿到一日生活的过程中进行，与真实的生活情境紧密结合，避免脱离实际的情况发生。教师在给予婴幼儿个人活动机会的同时，应给予他们参加社会活动的机会，并教给他们在社会中生活的方法。

4. 整合性原则

婴幼儿的活动是促进婴幼儿身心发展的一个重要途径。追求婴幼儿的全面、和谐发展，培养良好的个性，是当前婴幼儿教育的一个重要趋势。在教育活动的设计过程中，充分考虑各领域活动的相互发展与融合，专注于身体健康的教育活动，也能促进其他领域活动能力的发展①。

（三）婴幼儿身体健康教育活动过程设计

1. 活动导入

任务：组织婴幼儿，吸引婴幼儿的注意，告知其要开始活动了，激发婴幼儿参与的积极性。

内容：游戏、儿歌、故事、情境等形式导入，可以包括热身、说明活动要求等，以产生准备活动的作用。

时间：占总时长的 20%。

2. 活动主体

任务：围绕身体健康教育开展新的活动内容，促进婴幼儿全方面能力的发展。

内容：开展动作练习、体格锻炼、身体健康教育等活动。利用分组闯关游戏、单独练习、比赛等，提高婴幼儿生活自理能力，让婴幼儿获得身体锻炼、动作协调等方面的提高，认识自己的身体，有初步的自我保护意识。在活动中注重婴幼儿的主体性，充分发挥婴幼儿的主观能动性，注意他们在活动中的表现，给予肯定的同时记录表现的情况，为后续教学调整提供参考。

时间：占总时长的 65%。

3. 活动结束

任务：放松运动、再见仪式、整理物品、小结活动内容、布置任务等。

内容：开展轻松自然的走步练习等放松活动，使紧张的肌肉逐渐放松。小结本次活动内容、收获等。设计有仪式感的再见环节。婴幼儿的教育活动以托育机构为主体，在家园共育之下一同完成，活动延伸可以延伸到家庭中，也可以与下节课的内容相关等。

---

① 高庆春. 学前儿童健康教育. 3 版. 北京：高等教育出版社，2019.

时间：占总时长的15%。

二、婴幼儿身体健康教育活动的实施

（一）婴幼儿身体健康教育活动实施的原则

1. 科学性原则

婴幼儿身体健康教育应浅显易懂，以生物科学、解剖学、心理学等学科为理论基础，传播正确、科学的健康教育理念和内容。虽然在初期可能存在婴幼儿无法理解的情况，但不能为了“通俗易懂”而改变客观事实。例如：很多婴幼儿都会很好奇自己是从哪里来的，关于这个话题很多家长会开玩笑地回答“大海里钓来的”“垃圾桶里捡来的”等。看似随意的一句回答，可能让婴幼儿忽视珍爱生命、尊重生命。

2. 发展适宜性原则

健康教育活动应尊重婴幼儿的身心发展规律，尊重个体差异，了解婴幼儿的基本情况后再进行有针对性的教学设计。不仅要满足婴幼儿现有发展水平，还要促进婴幼儿向下一个阶段发展。

例如：8个月的婴儿已经掌握了“蠕爬”，这时作为教养者，应该给婴儿创设手膝爬行的机会和环境，在爬行的过程中，帮助婴儿朝下一个阶段的爬行能力努力发展。

3. 正面教育原则①

美国教育学家简·尼尔森提出“正面管教”的理念，这是一种既不严厉也不骄纵的方法，以相互尊重与合作为基础，把和善与坚定融为一体，以此为基础，调动婴幼儿的积极性，以客观的现实、科学的依据、先进的榜样为主导，坚持启发育人。

例如：2岁后的幼儿在做体能训练时，由于自己独立意识的萌发，在教师的动作指导下，总有很多出其不意的“创编”。如果教师总说“不可以”“不能”“做错了”等否定词语，容易导致幼儿在失败中、消极中成长。替代教训、责备与否定的做法是理解和尊重幼儿，接受他们的“独创”意识，允许他们在安全的情况下展示自我。

（二）婴幼儿身体健康教育活动实施的方法

1. 情境体验法

情境体验法通过环境创设、视频播放、声音模拟向婴幼儿展示生活情境，让婴幼儿观察和分析情境中所涉及的身体健康问题。由于情境表演的主题源于生活，

---

① 简·尼尔森. 正面管教. 王冰，译. 北京：京华出版社，2009.

信息页

因此能激发婴幼儿的兴趣，能较好地帮助婴幼儿认识生活中可能遇到的同类问题和冲突，树立健康的态度和行为。

2. 动作行为练习法

动作行为练习法是让婴幼儿对已学过的生活技能、动作行为等进行反复练习，加深理解，形成稳定的技能和良好行为习惯的方法。

3. 感知体验法

感知体验法能让婴幼儿借助感知觉刺激来认识和判别事物的特性，激发婴幼儿参与活动和在活动中探究的兴趣，加强他们对事物认识的印象，同时也能促进婴幼儿大脑的发育。

4. 语言提示和具体帮助法

前者是指在婴幼儿进行身体练习时，教师用简短明确的语言提示和指导婴幼儿正确完成动作或进行活动方法。后者是指教师直接具体地帮助婴幼儿改正错误，掌握正确练习的要求和方法。

5. 游戏法

游戏法是以游戏的形式组织婴幼儿进行锻炼的方法。这种方法能将婴幼儿难以理解或枯燥的动作或身体素质练习变成有趣的模仿活动或具体的游戏情节，提高婴幼儿练习的兴趣。①

（三）婴幼儿身体教育活动实施的途径

1. 主题教育活动

主题教育活动是指根据婴幼儿发展目标与认知发展的需要，围绕一个中心主题，多种形式、多领域教育形式相结合组成的一系列教育活动。在主题教育活动中，充分利用多目标内容相融合特点，促进婴幼儿身体、认知、动作等各方面协调发展。

例如：“我长大了”主题活动，可以开展“我会帮老师擦桌子”“我会自己脱裤子”“我会跑步”“我会自己吃饭”“我会……”等一系列教育活动。

2. 家园共育

家园共育即托育机构与家长共同协作，共同完成对婴幼儿的教育。家园共育有助于教师、家长对婴幼儿的行为习惯、生活自理、兴趣爱好等各方面培养保持连续性和延续性。在教师与家长的配合之下，实现科学育儿。家园共育的形式有课后延伸、亲子互动、亲子课堂等。

3. 生活活动

身体健康教育活动是对婴幼儿进行健康意识和良好生活习惯养成的教育活动，

① 艾桃桃，刘凤英. 学前儿童健康教育. 长春：东北师范大学出版社，2018.

这就决定了身体健康教育活动应该从生活入手，体现生活即教育的特点。

（四）婴幼儿身体健康教育活动实施的注意事项

1. 选择适宜的时间

（1）根据婴幼儿的身心发展、智力发育水平等情况进行；

（2）根据活动目标，适时随机进行；

（3）固定活动时间，每天定时进行。

2. 关注月龄及个体差异

婴幼儿早期能力的发展变化是非常迅速的，应考虑到月龄的变化。随着月龄的增大，婴幼儿的各项能力呈螺旋式上升。同一月龄的婴幼儿也会存在个体差异，应给予婴幼儿个性化的、细致的、耐心的活动指导。

3. 保育与教育结合

婴幼儿教育应做到保育与教育结合，对婴幼儿实施德、智、体、美、劳全面发展的教育。在一日生活照料中融入教育活动，促进婴幼儿身心健康发展。

4. 持之以恒

良好的生活习惯需要日积月累，遵循婴幼儿生长发育的动力定型原则，只有持之以恒才能达到预期的目标。不仅婴幼儿的发展训练要持之以恒，教师在教学过程中也需要有持之以恒的精神。

5. 安全第一

婴幼儿活动的场地要开阔、平坦，并要有一定的弹性。婴幼儿的运动器材要牢固、安全且适合婴幼儿。活动的内容也要考虑到安全因素，教师应随时注意观察，避免意外事件的发生。

考核页

婴幼儿身体健康教育活动设计与实施考核页

评价反馈情况填写在表 3 - 2 - 3 中。

表 3 - 2 - 3　评价反馈表

序号	评价项目	评分标准	满分	评价			综合得分
				自评	互评	师评	
1	阅读知识量	1. 对知识的掌握 2. 阅读知识的态度	20				
2	工作页上任务的理解及完成情况	1. 书写的准确性 2. 完成的态度 3. 完成的内容	60				
3	小组合作情况及建立婴幼儿生命优化发展的能力	1. 小组合作情况 2. 建立婴幼儿生命优化发展的能力	20				

任务三　婴幼儿身体健康教育活动案例分析

学习情境描述

托育机构要开展教学技能大比拼，以“爱护牙齿”为主题，开展教学活动设计和说活动设计比赛，在互评与自评过程中提升专业教学能力。那么，如何写好活动设计？说活动设计文稿由哪些部分组成呢？

任务：以“爱护牙齿”为活动主题，编写教学活动设计与说活动设计文稿。

任务学习目标

1. 掌握婴幼儿身体健康教育活动设计方案撰写的要点；掌握绘制婴幼儿身体健康教育活动主题网络图的方法；掌握婴幼儿身体健康教育活动设计方案与说活动设计文稿的区别。

2. 能够设计婴幼儿身体健康教育活动及撰写活动方案；能够根据活动设计方案有效组织实施婴幼儿身体健康教育活动；能够开展说活动设计。

3. 培养资源整合的能力及良好的语言表达、书写能力。

任务单

婴幼儿身体健康教育活动案例分析任务单
任务描述：
通过典型活动案例分析，提高活动设计能力，总结、积累活动素材。本次课要求完成两个任务：一是能够撰写婴幼儿身体健康教育活动设计方案，并组织实施；二是根据设计方案开展说活动设计。
任务要求：
1. 活动方案要主题明确，活动目标符合婴幼儿月龄段发展水平，方法得当，书写表达流畅。 2. 活动实施准备充分、环节紧凑、互动良好、能有效达成活动目标。 3. 在设计与组织实施活动中体现资源整合的能力。 4. 在模拟组织实施活动及说活动设计中语言表达流畅、清晰，仪表得体。
任务考核：
1. 撰写婴幼儿身体健康教育活动设计方案，并模拟组织实施。 2. 开展一次说活动设计工作。

工作页

婴幼儿身体健康教育活动案例分析工作页

一、任务分组

任务分组情况按表 3-3-1 填写。

表 3-3-1　学生任务分组表

班级		组号		指导教师	
组长		学号			
组员	姓名		学号		
	姓名		学号		
	姓名		学号		
	姓名		学号		
任务分工					

二、明确任务

1. 本次课的学习意义：____________________

____

2. 要达到的要求：____________________

____

3. 培养的能力：____________________

____

三、制订计划

可以按照表 3-3-2 填写计划，也可以根据自己的实际情况制订计划。

表 3-3-2　计划表

工作内容	
工作程序	
工作分工	
工作进度	

工作页

四、获取信息

1. 讨论婴幼儿身体健康教育活动设计方案的结构。

2. 讨论婴幼儿身体健康教育活动设计方案的写作要点及注意事项。

3. 讨论婴幼儿身体健康教育活动设计方案与说活动设计文稿的区别，及各自的侧重点。

4. 讨论在组织实施婴幼儿身体健康教育活动中需要注意的问题。

五、工作实施

1. 根据婴幼儿身体发展阶段特点，设计并撰写一份婴幼儿身体健康教育活动的实施方案。

2. 以小组为单位，模拟组织实施一次婴幼儿身体健康教育活动，录成视频并组织观看。

3. 开展一次说活动设计工作。

六、过程检查

观看模拟活动视频，提出改进意见，并进行修改。

意见与反馈：	

信息页

婴幼儿身体健康教育活动案例分析信息页

一、撰写婴幼儿身体健康教育活动设计方案的写作要点

（一）婴幼儿身体健康教育活动目标的确定

婴幼儿身体健康教育活动目标的确定应遵循以下原则。

1. 目标表述要具有一致性

婴幼儿身体健康教育活动的主体是婴幼儿，所以建议以婴幼儿为中心进行目标的设定，即从婴幼儿发展的角度出发，设立相应的目标。例如：将“增强对蔬菜的认识”（以教师为中心）改为“婴幼儿能对常见蔬菜进行分类，能说出自己喜欢吃的蔬菜”(以婴幼儿为中心)。

2. 目标要具有可测量和可操作性

活动目标制定具体、明确，有较强的针对性，可进行测量，也具有可操作性。例如：“我爱喝牛奶”主题活动的原目标是“知道喝牛奶的好处多”，太过于笼统，可以更改为“知道喝牛奶可以让我们长得更高”等。

3. 目标与领域要一致

目标应与领域活动相一致，抓住核心目标，有针对性、有效地开展教育活动。例如：“一只快乐的小青蛙”主题活动的原目标为：“学会青蛙跳的动作；养成爱护小动物的情感；体验蹦跳的乐趣。”更改后为：“知识目标：了解青蛙跳的动作要领；技能目标：能双脚同时向前跳 20 ～ 30 厘米；情感目标：体验跳跃的乐趣，培养运动兴趣。”

（二）婴幼儿身体健康教育活动内容的选择

1. 活动内容的选择应注意的问题

（1）符合该月龄婴幼儿的认知发展和最近发展区情况。

（2）活动内容的选择可考虑婴幼儿已有的知识、经验基础，需要培养的能力、素质等。

2. 活动内容的选择原则

（1）活动内容的选择要符合婴幼儿的身体健康状况。

（2）活动内容的选择要符合婴幼儿的兴趣爱好、性格特点、生活经验等。

（三）婴幼儿身体健康教育活动实施的准备

为保证目标的实现和活动的开展，应该充分做好活动前的准备工作，具体包括：

1. 经验准备

（1）教师知识经验的准备。教师需做好相关的知识储备，充分考虑到活动过程中会出现的问题。

（2）婴幼儿知识经验的准备。教师需充分了解婴幼儿的现有知识、经验水平，分析与本活动相关的知识经验准备。

2. 物品准备

准备好开展本次活动的必需物品，包括教具、多媒体设备等。

3. 环境准备

活动环境的创设有利于激发婴幼儿参与活动的兴趣。教师应准备干净、安全、温湿度适宜的场地，还要考虑空间大小、室内户外等因素，以保证正常教育活动的顺利开展。

（四）婴幼儿身体健康教育活动过程的设计

1. 设计活动过程的注意事项

活动过程的设计要注意活动开展的逻辑关系，循序渐进，同时要考虑以下几个方面的问题：

（1）以直观展示与直观感受的形式为主。

（2）活动过程注意体现趣味性与游戏性。

（3）活动的时间不宜过长，环节不宜过多。

2. 活动过程的环节设置

（1）活动导入。

导入是活动的起始部分，能激发婴幼儿的学习兴趣，让婴幼儿集中注意力，进入最佳的活动状态。常见的导入形式有：

1）故事导入。例如：认识身体的活动可用《我的身体》《肚子里有个火车站》《牙齿大街的新鲜事》等故事导入。生活自理活动可用《小熊宝宝》习惯系列故事、《收拾房间的理由》、《脏娃娃的故事》等故事导入。体格锻炼活动可用《我的奇趣运动课》《我爱运动》《嘟嘟爱运动》等故事导入。

2）音乐导入。《运动歌》《拔萝卜》《幸福拍手歌》《骨头舞》《逮鸡舞》等歌曲均可作为音乐导入。

3）图片导入。可以用身体图片、器官图片、运动图片、运动器械图片、行为习惯图片、动作图片等进行导入。

4）情境导入。可以借助图片、视频、环境创设、玩教具等，创设与活动主题相关的情境。

5）游戏导入。可以选取适合各月龄婴幼儿玩的游戏进行导入，尽量选用简单的游戏，如吹泡泡、手指谣、律动等。

（2）活动过程。

活动过程是教育活动的核心主体部分，也是活动的实施部分。常见的环节主要有：

1）活动前，组织婴幼儿进行热身锻炼或是一些准备工作。

2）活动中，婴幼儿是活动的完成者，教师作为指导者和引导者，在活动过程中要时刻关注婴幼儿的活动情况，也应关注婴幼儿的生活需要，做好回应式照料。另外，也要观察婴幼儿需要及时纠正或提供帮助的问题，进行个别化指导。

3）活动后，对出现的问题进行记录与分析，必要时告知家长，做好家园共育工作。

（3）活动结束。

活动结束阶段要使婴幼儿从兴奋状态恢复平静，可安排放松运动、活动小结等安静的游戏。

（五）婴幼儿身体健康教育活动的延伸设计

活动的延伸设计主要是针对本次活动，从知识、情感、能力等方面进一步激发婴幼儿的学习能力，对活动的内容进行其他方向的延伸，进一步丰富活动内容，强化教育的意义。

活动延伸可以是家园共育、其他领域的相互融合、区域活动、环境创设等。

信息页

二、婴幼儿身体健康教育活动主题网络图

以婴幼儿身体健康教育活动“能干的小手”为例，其主题网络图见图 3－3－1。

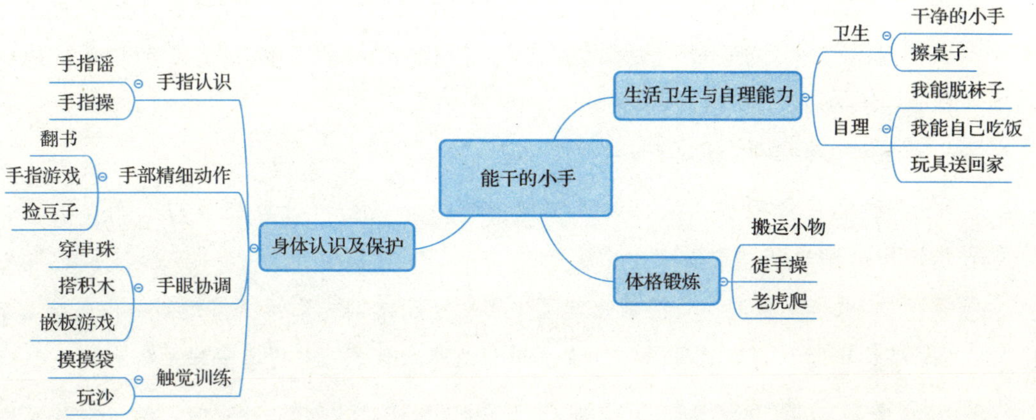

图 3－3－1　“能干的小手”主题网络图

三、婴幼儿身体健康教育活动设计方案示例

19～24月龄幼儿身体健康教育活动设计——“奇妙的手指”

活动目标

（1）知识目标：知道大拇指和食指的名称。

（2）技能目标：能准确地伸出大拇指和食指，能完成手指画。

（3）情感目标：喜欢手指游戏，愿意参与活动。

活动准备

（1）物品准备：白纸、颜料、画笔。

（2）经验准备：幼儿有初步运用手指的能力。

活动过程

1. 活动导入

老师：“小朋友们，请伸出你们的小手和老师一起活动活动吧。”

老师念儿歌：“一个手指点点，两个手指剪剪，三个手指弯弯，四个手指叉叉，五个手指开出一朵花。”

幼儿跟着老师边念儿歌边用手指做游戏。

2. 活动主体

老师：“我们的小手除了可以跳舞、比动作，还可以画手指画。马上要过新年了，老师想让小朋友们一起为我们的教室进行装扮，我们一起画彩灯好不好呀？首先，我们在白纸上用黑色的画笔画上彩灯的灯线，可以是直直的彩灯线，也可以是弯弯曲曲的彩灯线。接下来请出小画家——大拇指。小朋友们，你们的大拇指在哪里？我们欢迎它们登场。”

幼儿在老师的指导下竖起大拇指。

老师：“小朋友们真棒！我们用大拇指蘸少量的自己喜欢的颜料后，按在白纸上黑色线条的位置上，按照这样的方法，我们可以重复操作。接下来，我们再请出第二位小画家——食指。小朋友们的食指在哪里？”

幼儿在老师的指导下竖起食指。

老师：“我们将食指也用同样的方法蘸颜料后，按在有黑色线条的位置附近。”

幼儿模仿老师进行操作。

老师：“各位小画家们，我们的画就画完了！小朋友们先用湿纸巾擦擦手指，接下来让老师看看哪位小朋友的彩灯最闪亮，哪位小朋友愿意到前面给大家分享他的彩灯画呢？”

幼儿分享自己的彩灯画，在老师的引导下感谢大拇指、食指两位“画家”的创作。

信息页

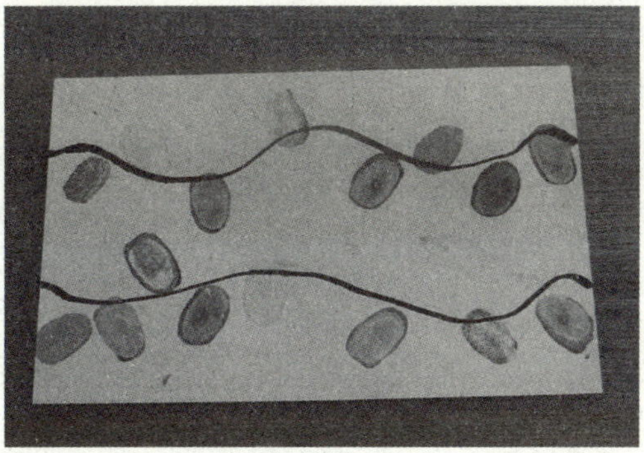

手指画

3. 活动结束

老师带领幼儿表扬我们的小画家："棒！棒！你真棒！"并且竖起大拇指，在老师的帮助下粘贴作品。

活动延伸

老师给幼儿布置任务："拇指和食指还可以做什么事情呢？回家后在爸爸妈妈的帮助下，进行串串珠游戏，练习拇指和食指的配合。"

四、婴幼儿身体健康教育活动说活动设计文稿示例

"会动的关节"

说活动内容

《托育机构保育指导大纲》中的认知领域目标指出，应引导36月龄幼儿启发观察生活中常见物体的特征和用途，激发幼儿的想象力。该月龄幼儿应在能指认身体结构的同时，建立初步自我保护意识。

本次身体健康教育活动以"能干的小手"为主题，让幼儿知道关节是身体的组成部分，小手能干是因为手部有很多关节。另外，以本班幼儿在上周户外活动时发生的扭伤脚踝事件为契机，设计此活动，提高幼儿的自我保护意识。

说学情

1. 基本情况

本次活动的对象是大托班幼儿，他们的年龄为2.5～4岁，男孩有11人，女孩有8人。

2. 性格特点

幼儿活泼好动，运动能力不断增强，理解能力明显提高，但自我保护的意识较差。

3. 经验、能力基础

能够用简单的语句表达自己，知道主要的身体结构（头、手、脚等），对骨骼有初步认知。

信息页

说活动目标

幼儿是活动的主体，目标的设置应该具有较强的可操作性，同时符合幼儿的年龄特点和领域要求。关节对于幼儿来说较为抽象，是人体的重要组成部分，需要幼儿在运动过程中注意保护。为此，制定了以下三维目标：

（1）知识目标：知道关节是身体的组成部分，初步感知关节的功能。

（2）技能目标：能够指出 1 ～ 2 个关节的位置，建立自我保护的意识。

（3）情感目标：体验活动的乐趣，提高安全意识。

说活动重难点

（1）重点：知道关节的位置，感知其功能。

由于该年龄段幼儿的注意力短暂，处于直觉行动思维阶段，在活动中可利用皮影戏的形式来激发幼儿的好奇心，让幼儿初步认识关节，感知关节的功能。

（2）难点：能够辨认 1 ～ 2 个关节的位置，建立自我保护意识。

安全工作是托育机构的重要工作之一，因为幼儿缺乏安全意识，所以在活动过程中，教师除了要注意保护好幼儿以外，也应该把学会保护自己的意识从小植于幼儿心中。

说活动准备

（1）经验准备：知道主要的身体结构（头、手、脚等），对骨骼有初步认知。

（2）物质准备：皮影人偶若干、人体骨骼模型、幼儿在活动中受伤的照片、儿歌。

准备意图：通过知识经验和材料的相互作用，帮助幼儿突破重难点，达到活动目标。

说教法学法

结合幼儿的身体健康教育活动的特点，整个活动将贯穿以幼儿为主体的理念，采用以下教法和学法。

1. 教法

（1）游戏法：游戏是幼儿的生活，幼儿的生活就是游戏。活动开始用游戏的方式进行情境导入，引起幼儿的兴趣和注意，从而更好地开展后续活动。

（2）演示法：教师演示，引导幼儿思考，激发幼儿的求知欲。

2. 学法

（1）观察法：通过观察法，对比观察会动与不会动的区别，激发探索自身奥秘的好奇心。

（2）体验法：通过体验法，幼儿亲身操作感知关节的活动，认识并探索关节，能自主探索学习。

说活动过程

1. 第一环节：一起来看皮影戏

教师表演皮影戏“猪八戒吃西瓜”，引导幼儿思考，引出活动主题——关节。

幼儿对比观察会动和不会动的区别。

设计意图：

教师创设教育契机，设置问题情境——不会动的猪八戒和会动的猪八戒，吸引幼儿注意观察，引导幼儿思考不会动的猪八戒吃不到西瓜，原因是它的手没有关节不会动，小手能干是因为有关节。让幼儿对会动的关节产生探索的欲望，从而引出今天的主题——关节。

2. 第二环节：一起来玩皮影人偶

教师指导幼儿操作、体验。

幼儿体验皮影人偶的操作，学会操控皮影人偶的各种肢体动作。

设计意图：

在本环节中，幼儿既体验了皮影戏的乐趣，感受中国传统艺术文化的魅力，也在体验中知道了关节的作用和位置。

3. 第三环节：一起科学探秘

教师展示人体骨骼模型，再次确认关节的位置与作用。

幼儿观察，知道 1 ～ 2 个关节的位置。

设计意图：

从皮影人偶到幼儿自己的身体，从科学的角度，帮助幼儿精准找到关节的位置，更好地完成本活动的技能目标。

4. 第四环节：一起守护关节

教师出示幼儿上周在活动中受伤的照片，引导幼儿在活动中要注意保护自己的关节。

幼儿在教师的引导下思考，了解保护关节的方法，提高自我保护意识。

设计意图：

此设计以幼儿的日常生活为例，引发共鸣，在生活经验中提高自我保护能力，让幼儿在活动中学会保护关节，从而突破活动的难点。

5. 第五环节：活动结束

通过一首儿歌结束本次活动。

小结：以上环节层层递进、步步深入，由不会动的皮影人偶到会动的皮影人偶，从老师演示到幼儿体验，从认识关节到学会保护自己，不仅完成了关节这一知识的基础建构，也为开展安全主题教育活动奠定了认知基础。

说活动延伸

活动延伸采用家园共育的形式：幼儿在家中滑平衡车时，爸爸妈妈会给幼儿佩戴护具，可以和爸爸妈妈们一起讨论一下护具护住的是我们的什么关节，我们要如何做好关节守护者。

设计意图：

家园共育将活动延伸与生活联系，提高幼儿在日常生活中的保护意识。

说活动反思

本次活动有两大亮点：首先，游戏贯穿活动的始终，使幼儿积极、主动地投入活动中，幼儿在玩中学习，在玩中获得了知识的建构；其次，采用角色扮演，给予幼儿体验参与的平台，充分发挥了幼儿的探究能力，迸发出智慧的火花，让幼儿在已有经验和知识的基础上，学习新的知识点，达到了活动目标。

（昆明幼儿师范高等专科学校婴幼儿托育服务与管理专业 21 级，王荣欣）

点评：

1. 本次活动的闪光点

（1）活动基本能体现大托班幼儿身体健康教育活动的体验性的特点，活动过程中从皮影人偶的操作到人体骨骼模型，从游戏到科学，层层递进，幼儿在操作中感知关节的作用。

（2）活动目标紧贴幼儿生活，与幼儿日常活动的安全事件相结合，体现了生活性的特点。

（3）活动游戏中借助了中国传统艺术文化皮影戏作为玩教具，让幼儿既体验了皮影戏的乐趣，又感受了中国传统艺术文化的魅力。

（4）活动中教师注重调动幼儿的多感官活动，比如观看皮影戏、对比不同、自己动手操作、对比骨骼模型等，有效提升了幼儿积极主动参加活动的意愿。

2. 本次活动的不足

（1）内容较多。大托班的课程一般一次 15 ～ 20 分钟，内容应相对简单、直白，但本次活动内容量过大，有的环节无法满足幼儿的探索欲望就得草草结束。

（2）重难点不突出。活动内容较多，冲淡了活动的重点。活动的难点没有得到突破，没有充分利用资源提高幼儿的自我保护意识。

（3）教师总结缺乏策略，没有很好地激励幼儿，缺乏启发性。

考核页

婴幼儿身体健康教育活动案例分析考核页

评价反馈情况填在表 3－3－3 中。

表 3－3－3　评价反馈表

<table>
<tr><th rowspan="2">序号</th><th rowspan="2">评价项目</th><th rowspan="2">评分标准</th><th rowspan="2">满分</th><th colspan="3">评价</th><th rowspan="2">综合得分</th></tr>
<tr><th>自评</th><th>互评</th><th>师评</th></tr>
<tr><td>1</td><td>阅读知识量</td><td>1. 对知识的掌握
2. 阅读知识的态度</td><td>30</td><td></td><td></td><td></td><td></td></tr>
<tr><td>2</td><td>工作页上任务的理解及完成情况</td><td>1. 书写的准确性
2. 完成的态度
3. 完成的内容</td><td>60</td><td></td><td></td><td></td><td></td></tr>
<tr><td>3</td><td>资源整合的能力及语言表达能力</td><td>1. 资源整合的能力
2. 语言表达能力</td><td>10</td><td></td><td></td><td></td><td></td></tr>
</table>

价值引领

为促进婴幼儿照护服务发展，国务院印发《关于促进3岁以下婴幼儿照护服务发展的指导意见》，提出在婴幼儿的照护服务工作中应遵循安全健康、科学规范原则，即最大限度地保护婴幼儿，确保婴幼儿的安全和健康。遵循婴幼儿成长特点和规律，促进婴幼儿在身体发育、动作、语言、认知、情感与社会性等方面的全面发展。

资料来源：国务院办公厅关于促进3岁以下婴幼儿照护服务发展的指导意见.（2019-04-17）[2021-09-15]. http://www.gov.cn/zhengce/content/2019-05/09/content_5389983.htm.

思考：如何在自己的工作岗位上树立科学的育儿观，尊重婴幼儿的成长规律，进而提升职业道德？请制订相应的工作计划加以体现。

项目小结

本项目以婴幼儿身体健康教育活动为主题，让学生了解婴幼儿身体健康教育活动的特点、内容和分类，重点掌握婴幼儿身体健康教育活动的设计和实施方法，能对婴幼儿身体健康教育活动进行科学合理的活动设计及组织实施，为今后顺利开展托育活动工作奠定基础。

项目拓展

1. 在婴幼儿身体健康教育活动的开展过程中，遇到目标难以推进，婴幼儿不能配合的情况时，作为托育老师该如何快速调整方案？

2. 我国人口基数大，地区发展水平不均衡，尤其是城市与农村的幼儿教育水平参差不齐，请结合本项目的相关知识，谈谈如何开发和设计体现地区特色的婴幼儿身体健康教育活动。

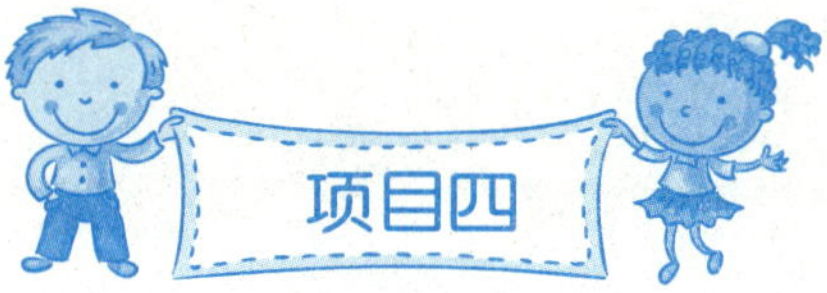

婴幼儿心理健康教育活动

学习目标

知识目标

1. 了解婴幼儿心理健康的内涵与标准、婴幼儿心理健康的影响因素及常见问题行为。

2. 明确婴幼儿心理健康教育活动的总目标、内容、方法、途径。

3. 掌握婴幼儿心理健康教育活动设计的方法及撰写方案的要点、婴幼儿心理健康教育活动组织实施的策略及方法。

能力目标

1. 能够设计不同月龄段婴幼儿心理健康教育活动并组织实施。

2. 能够设计婴幼儿心理健康行为观察记录表并做好有效记录。

3. 培养语言及仪态的表现力及有效观察的能力。

价值目标

1. 培养团队合作的意识。

2. 培养逻辑思维及全局意识。

3. 培养职业认同感、知幼爱幼情怀，提升师德素养，做“四有”好老师。

知识导图

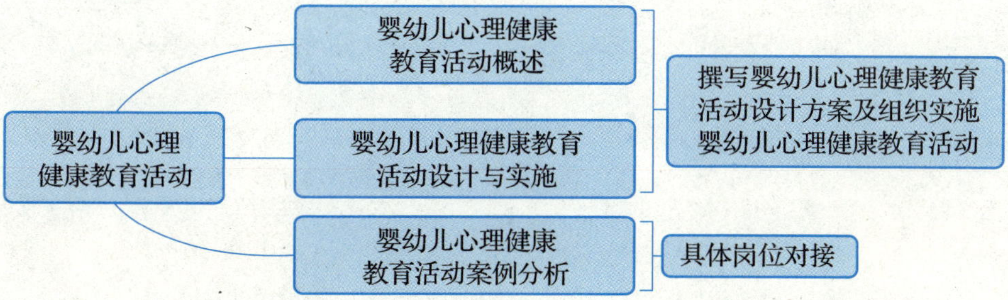

学习任务

任务一　婴幼儿心理健康教育活动概述

学习情境描述

奇奇的胆子很小，上课时不主动发言，被老师点名发言时小脸涨得通红、声音很小，特别害怕失败与挫折，也不爱与同伴交往，老师和小朋友邀请他时总是把头摇得像拨浪鼓似的。

请你用本次课所学的相关知识解释为什么会出现上述情况。

任务学习目标

1. 了解婴幼儿心理健康的内涵与标准；掌握影响婴幼儿心理健康的因素。

2. 能够运用婴幼儿心理健康的标准解释一些生活中的婴幼儿心理健康行为，并能适度引导。

3. 培养团队合作的能力及理论联系实际的能力。

任务单

婴幼儿心理健康教育活动概述任务单
任务描述：
婴幼儿心理健康是婴幼儿健康发展的前提保证。教养者在组织实施教育活动前，需要了解婴幼儿心理健康的内涵、标准、影响因素。本次课要求学生完成两项任务：一是能够运用相关知识解释生活中婴幼儿心理健康的行为表现；二是用思维导图形式总结婴幼儿心理健康的影响因素。
任务要求：
1. 分析婴幼儿心理健康行为时要有理论做支撑。 2. 绘制的婴幼儿心理健康影响因素思维导图要求节点清晰、具有逻辑性。 3. 小组分工明确，能体现团队合作的意识。
任务考核：
1. 能够用婴幼儿心理健康的相关知识解释一些现实的现象。 2. 用思维导图的形式归纳总结婴幼儿心理健康的影响因素。

工作页

婴幼儿心理健康教育活动概述工作页

一、任务分组

任务分组情况按表 4-1-1 填写。

表 4-1-1　学生任务分组表

班级		组号		指导教师	
组长		学号			
组员	姓名		学号		
	姓名		学号		
	姓名		学号		
	姓名		学号		
任务分工					

二、明确任务

1. 本次课的学习意义：____

____

2. 要达到的要求：____

____

3. 培养的能力：____

____

三、制订计划

可以按照表 4-1-2 填写计划，也可以根据自己的实际情况制订计划。

表 4-1-2　计划表

工作内容	
工作程序	
工作分工	
工作进度	

四、获取信息	
1. 讨论婴幼儿心理健康的内涵。 2. 探讨婴幼儿心理健康的标准。 3. 讨论婴幼儿心理健康的影响因素。	
五、工作实施	
1. 收集、观察生活中婴幼儿心理健康的表现，并记录下来，与同学进行分享。 2. 运用婴幼儿心理健康标准解释生活中婴幼儿的某些行为表现，做出适度引导，完成学习情境描述中的任务。 3. 绘制婴幼儿心理健康影响因素的思维导图。	
六、过程检查	
总结本次课的知识点，与同学进行分享，语言简练，内容全面。	
意见与反馈：	

信息页

婴幼儿心理健康教育活动概述信息页

一、婴幼儿心理健康的内涵

现代发展心理学的研究表明，婴幼儿期是人的心理发展速度最快的时期，一个人心理发展的许多关键期都处于这一阶段。

关于心理健康的概念，目前国内外学者均没有统一界定。美国心理学家阿瑟·S. 雷伯（Authur S.Reber）在其编著的《心理学词典》中指出："心理健康（或称心理保健），一般用来指明一个人的行为和情绪是在良好的调节和适应中起作用的，而不只是精神上没有疾病就行。"① 世界卫生组织在 2001 年报告《心理健康：新理解，新希望》中指出："心理健康是一种情感和社会的幸福感，个人能意识到自己的能力，能对付生活中正常的紧张，能创造性地或卓有成效地工作，能对自己和自己所生活的社会做出贡献。"我国学者林崇德等认为，心理健康"是一种个人的主观体验，既包括积极的情绪情感和消极的情绪情感，也包括个人生活的方方面面，其核心是自尊"②。

心理健康的概念和标准通常没有严格的区分，人们在对心理健康做界定的时候通常会提出心理健康的标准。美国心理学家马斯洛（A.H.Maslow）和密特尔曼（Mittelman）关于心理健康的十条标准被公认为是"最经典的标准"：（1）是否有充分的安全感；（2）是否对自己有较充分的了解，并能恰当地评价自己的能力；（3）自己的生活理想和目标能否切合实际；（4）能否与周围环境保持良好的接触；（5）能否保持自身人格的完整与和谐；（6）是否具备从经验中学习的能力；（7）能否保持适当和良好的人际关系；（8）能否适度地表达和控制自己的情绪；（9）能否在集体允许的前提下，有限度地发挥自己的个性；（10）能否在社会规范的范围内，适度地满足个人的基本需要。

值得说明的是，心理健康是一个相对的概念，它不像身高、体重那样可以通过量化的数据来进行测量和比较，心理健康多是定性的观察和总结。婴幼儿正处在心理发展的关键阶段，对他们心理健康状况的评价应从发展的、整体的观点出发。

综上所述，婴幼儿心理健康是指婴幼儿各项心理机能发展健全，心理发展达到相应年龄组婴幼儿的正常水平，能正常对待环境的各种变化，无心理障碍和心

---

① 阿瑟·S. 雷伯. 心理学词典. 李伯黍，译. 上海：上海译文出版社，1996.
② 欧新明. 学前儿童健康教育. 北京：教育科学出版社，2003.

理疾病。

二、婴幼儿心理健康的标准

心理健康标准是衡量心理健康状态的指标。婴幼儿由于其生理、心理发展的特殊性和阶段性，其心理健康标准不同于成人标准。综合国内外相关资料，一般将婴幼儿心理健康的标准概括为以下五个方面（见表 4－1－3）。

表 4－1－3　婴幼儿心理健康的标准

标准	简述要点
智力发展正常	正常的智力水平是婴幼儿与周围环境取得平衡和协调的基本心理条件。一般把智力看作是以思维力为核心，包括观察力、注意力、记忆力、想象力等各种认识能力的总和。
情绪愉快，情绪反应适度	情绪是一个人对客观事物的内心体验。它既是一种心理过程，又是心理活动赖以进行的背景。情绪愉快是婴幼儿心理健康的核心。愉快和稳定的情绪情感体验有助于提高婴幼儿的学习和生活适应能力。
乐于与人交往，人际关系融洽	婴幼儿的人际关系比较简单，主要是与家庭成员、教师和同伴之间的交往。心理健康的婴幼儿一般能与周围的人建立良好的关系。婴幼儿的人际交往技能正处于发展之中，心理健康的婴幼儿乐于与人交往，能够理解和接受他人，乐于与人合作、分享，尊重他人。反之，有心理障碍和行为问题的婴幼儿往往表现出对他人漠不关心，沉默寡言，性情孤僻，无同情心，不适应集体生活，不能与同伴和睦相处，甚至攻击他人等，如出现以上问题应引起高度重视。
行为协调一致	婴幼儿心理处于不断发展的过程中，不同年龄段的婴幼儿有着不同的心理特点和行为表现。心理健康的婴幼儿其行为和表现应该与特定年龄段的特征相符合。婴幼儿如果表现为注意力短时间内不能集中、兴趣时常转移、思维混乱、行为经常前后矛盾、自我控制和自我调节的能力远远低于同龄婴幼儿，则应视为心理不健康。
性格特征良好	性格是个体个性中最核心、最本质的表现，它反映在对客观现实的稳定态度和习惯化了的行为方式之中。性格一旦形成便具有相对稳定性，而婴幼儿的性格可塑性强。心理不健康的婴幼儿其性格多表现为过分自卑、胆怯、依赖、懒惰、孤僻、冷漠、执拗、吝啬等。

三、影响婴幼儿心理健康的因素

影响婴幼儿心理健康的因素十分复杂，学术界的讨论也由来已久。一般认为，个体的生物学因素、心理因素和生活因素在共同影响着婴幼儿的心理健康。

（一）影响婴幼儿心理健康的生物学因素

影响婴幼儿心理健康的生物学因素具体解析见表 4－1－4。

信息页

表 4－1－4　影响婴幼儿心理健康的生物学因素

生物学因素	简述要点
遗传	遗传是指父母的生物特性传递给后代的现象。常言道，"种瓜得瓜，种豆得豆"，指的就是生物的普遍现象——遗传。遗传因素是婴幼儿心理发展的物质前提，遗传的不同奠定了婴幼儿心理发展个别差异的最初基础。 大量研究表明，婴幼儿时期的发育障碍和精神疾患，包括孤独症、精神分裂症和多动综合征等的发生和发展均与遗传有关。德国精神病学家卡尔曼的研究表明：父母均是精神分裂症患者，子女发病率为 68.1%；有一方为精神分裂症患者，子女发病率为 16.4%；家庭无精神分裂症患者，子女发病率为 0.85%。
孕期状况	一个人漫长的发展过程从受精卵形成的那一刻就开始了，因此胎内环境对胎儿的生长和出生后的发展具有重要的意义。孕妇的身体状况、情绪状态、营养摄入情况，以及接触烟酒、毒品、放射、噪音及其他药物的情况都有可能直接或间接地影响胎儿的发育，进而影响婴幼儿心理健康。例如，孕妇缺碘引起甲状腺功能低下，可使婴幼儿患呆小症；孕妇营养不良可导致胎儿成为低体重儿、出现先天畸形；孕妇长期大量饮酒，可引起胎儿患酒精中毒综合征，导致生长发育迟缓、中枢神经系统发育障碍等。
母亲分娩状况	母亲分娩是一个艰难多变的过程，如果出现异常情况会影响到母亲与婴儿双方的安全和健康，也是影响婴幼儿心理健康的重要因素。有研究表明：有心理问题的婴幼儿其母亲在分娩过程中出现早产、难产、窒息等异常情况的概率均明显高于正常婴幼儿。例如，由于分娩过程异常而造成多动症的儿童占 7% ～ 11.76%；分娩过程中由于难产、胎盘过早剥离、脐带过长绕颈等造成的缺氧会使婴儿脑细胞受到伤害，导致婴幼儿时期智力和动作的发展明显落后于同龄婴幼儿。还有研究表明，早产儿和出生低体重儿在身心发展方面发生问题或存在困难的可能性远远超过正常婴幼儿。其中，出生时的体重与婴幼儿的健康和心理发展的关系最为明显，多数出生体重低于 1500g 的婴幼儿在发展过程中会遭遇难以克服的困难，体重越低，困难越严重。出生低体重儿在整个童年期常常出现疾病缠身、注意力分散、活动过度、动作不协调、学习困难等问题。
意外伤害和疾病	人体各系统、各器官的活动是相互联系、相互协调、相互制约和相互统一的。由疾病和意外伤害造成的脑损伤可直接引起失语、痴呆、昏迷、意识障碍等症状，从而影响婴幼儿心理健康。自布罗卡（Broca，1861）发现了大脑额下回后部的局部性病变会引起运动性失语症起，许多研究都已证实大脑的某些特定部位受损或畸变确与人理解语句、理解名称、理解音乐、认识数字、计算、记忆、情绪等心理活动的失常有关。此外，意外伤害和疾病造成的残疾、并发症和后遗症等，可以间接影响婴幼儿心理健康。如四肢残缺、失明、瘫痪、耳聋等，可导致婴幼儿自卑、情绪低落、智力低下等心理障碍和行为异常。因此，婴幼儿期必须加强安全和健康教育，预防意外伤害和疾病的发生。

（二）影响婴幼儿心理健康的心理因素

影响婴幼儿心理健康的心理因素主要有需要、动机、情绪和气质等，详见表 4－1－5。

表 4-1-5　影响婴幼儿心理健康的心理因素

心理因素	简述要点
需要	人的行为受动机驱使，而动机是建立在需要的基础之上的。人在活动中不断地产生需要和满足需要。需要得到满足时会产生肯定性的态度和体验，如喜悦、满意、振奋等积极的情绪。相反，需要得不到满足时，就会产生否定的态度和体验，如失望、悲伤、恐慌、痛苦等消极的情绪。由此可以看出：新需要的不断产生和满足，会使人的心理活动得到丰富和发展，这有利于婴幼儿心理健康发展。
动机	动机是直接推动人们从事活动的内部动力。动机与需要是密切相连的，需要是动机产生的基础，而动机又是需要的表现形式。由于社会生活及人的心理需求具有多样性，导致人的心理经常处于矛盾状态，并由此产生心理冲突。心理冲突最常见又最难以解决的就是动机冲突。各种心理学理论对动机有不同的解释。例如，弗洛伊德认为人的生物本能产生了活动和行为的动机；行为主义学者认为动机是习得的；人本主义理论则把动机看成是向着自我实现的不断成长。动机冲突的心理现象十分复杂，为了便于研究，心理学家将它概括为 4 种类型：双趋式冲突、双避式冲突、趋避式冲突、双重趋避式冲突。
情绪	情绪是人类最复杂的心理活动之一，是人对客观事物是否满足自己的需要而产生的一种体验。有研究表明：情绪是影响人的心理健康、导致心理异常和障碍的一个主要中介环节。这是因为由生理、心理变化以及环境刺激等因素而造成的各种情绪反应，可以导致包括神经系统和内分泌系统在内的生化系统的变化，使人的机体、心理活动和行为方式也产生相应的变化。
气质	气质主要是生物因素决定的相对稳定而持久的心理特征，和自我意识一样，属于个性心理范畴，它的表现是所有个性特征中最为稳定和持久的。婴幼儿的气质一般分为四种类型：易养型、难养型、启动缓慢型和中间型。气质类型本身并无好坏之分，也不会决定婴幼儿的智力发展水平，每种类型都有积极和消极两方面。 气质的影响体现在以下两方面：（1）明显影响婴幼儿活动方式，对性格形成起很大作用。如易养型婴幼儿独立而机敏，善于人际交流，但情绪容易波动；而难养型婴幼儿趋向被动、违拗和倔强。（2）对婴幼儿行为问题的发生有较大影响。例如，难养型婴幼儿的情绪和行为问题较多见。父母应在了解婴幼儿的气质特征后，通过改变不良环境，增进气质中的积极因素，消除不利因素，减少行为问题的发生。

（三）影响婴幼儿心理健康的生活因素

生活因素主要指家庭、托育机构和社会环境，详见表 4-1-6。

表 4-1-6　影响婴幼儿心理健康的生活因素

生活因素	简述要点
家庭	家庭是婴幼儿人生的第一站，是心理健康教育的第一课堂，父母则是孩子心理健康教育的首任老师。一个人从出生到走向社会，其间大约有 2/3 的时间是在家庭里度过的。家庭对婴幼儿的影响具有一定的强制性、导向性和潜移默化性。在家庭环境中，家庭结构、家长的素质、家庭人际关系、家庭教养方式，以及家庭生活中重大事件的影响，如父母离婚、失业、生病、去世，都会对婴幼儿产生不同程度的影响。

续表

生活因素	简述要点
	1. 家庭结构 家庭结构主要指家庭的人口结构。健全完整的家庭结构对婴幼儿的心理健康发展有着良好的作用。近年来社会飞速发展，人们的价值观念急剧变化，家庭结构也随之发生变化，表现在单亲家庭增多，再婚率不断上升，伴随而来的是家庭的解体与重构。一些关于离婚与婴幼儿心理健康的研究普遍证实：父母离异易使子女的内心产生严重的焦虑与矛盾、多疑、孤僻、冷漠、心神不定或神经质，甚至导致心理变态及反社会行为，这主要是因为破裂的家庭结构给婴幼儿带来了过分紧张的生活气氛和感情冲突，家庭缺乏温暖和关怀，致使他们失去了生活目标，于是在思想观念、情感、行为、性格等方面出现动荡，易于向不良的方向发展。因此动员各种力量稳定家庭结构对于保证婴幼儿身心健康成长有着极为重要的意义。 2. 家长的素质 不同家长受教育的程度、文化素质、思想品德素质以及心理素质都是有差别的，不少家长对心理健康方面的知识不太了解，导致他们产生一些错误观念和做法，使一些家长自觉或不自觉地就走进了家庭教育的误区，这样不仅没有达到教育孩子的目的，反而贻害无穷。比如有的家长业余时间多沉溺于网络游戏、打牌等无助于子女成长的活动上；或者本身不具备教育能力，与子女沟通的能力较差；或者由于工作繁忙、家务繁重，无暇管教子女；或者由于对子女态度变化无常、要求不一致，造成子女无所适从；或者对子女过分溺爱、娇纵。 3. 家庭人际关系 家庭中的人际关系主要是夫妻关系和亲子关系。夫妻关系是家庭中最重要的关系，处理好夫妻关系，是维持家庭和睦的条件。夫妻关系和谐，婴幼儿的安全感就高。反之，会使婴幼儿在潜移默化中形成攻击行为，还会使孩子产生怨恨、紧张、孤僻或敏感等消极情绪。父母的矛盾冲突不仅会影响婴幼儿的成长和生活，还会影响婴幼儿的心理健康。亲子关系融洽和谐，有利于形成相互尊重、民主平等的家庭气氛，生活在这样环境中的婴幼儿会有一种安全感和舒适感。 4. 家庭教养方式 家长总是按照社会文化的要求和自己对婴幼儿的期望，采用一定的教养方式去塑造婴幼儿。不同的家庭教养方式会影响到婴幼儿的心理发展，尤其对婴幼儿的心理健康具有不可低估的作用。家庭教养方式一般可分为四种类型：民主型、专制型、溺爱型和放任型。 专制型的家长往往运用斥责、体罚、剥夺婴幼儿权利的方法强迫孩子服从，这样容易使婴幼儿产生不满情绪和逆反心理，并形成自卑、敏感、退缩等个性缺陷；放任型的家长往往缺乏教育的信心和耐心，对婴幼儿缺乏统一的评价标准，容易导致婴幼儿是非不清、推卸责任、缺乏情绪控制并有较强的攻击性；溺爱型的家长把婴幼儿视若掌上明珠，生活上包办一切，过分迁就和袒护，这就使得婴幼儿容易形成任性、骄傲、自私、独立性差、依赖性强的特点；民主型的教养方式下的婴幼儿具有较强的独立性、协作性，常表现出主动、快乐和善于交往的特点。 5. 家庭生活中重大事件的影响 生活在融洽、和谐家庭中的婴幼儿，在父母的关爱和呵护下，对生活充满希望，乐观、活泼、无忧无虑，心理能够得到健康发展。但如果家庭生活发生重大变故，如父母离婚、失业、生病、去世等，将对婴幼儿的心理健康产生巨大影响。婴幼儿处在成长和发育的初级阶段，生活的阅历相当贫乏，对各种突发事件的自我调控能力较差，心灵很容易受到伤害。

续表

生活因素	简述要点
托育机构	当婴幼儿走出家庭，进入托育机构后，托育机构就成为婴幼儿最主要的学习和生活场所，成为婴幼儿接受社会化影响最集中、最丰富的社会生活环境。托育机构中影响婴幼儿心理健康的因素主要有两大类：物质环境和生活环境。托育机构的生活环境主要表现在托育机构的办园理念、人际关系等方面。 1. 托育机构的办园理念 托育机构办园理念的科学与否对婴幼儿身心发展有着重要意义，因为托育机构所有的教育都是在办园理念的指导下进行的。近些年来，由于应试教育和社会上一些不良宣传的影响，托育机构教育“幼儿园化”“市场化”的现象日益突出，已经不只是单纯的教育教学方法问题，而是成为一个违背婴幼儿成长规律、严重危害婴幼儿健康成长、贻害婴幼儿终身的重大社会问题。超前教育容易导致婴幼儿对学习丧失兴趣，体验到越来越多的挫败感，产生厌学、焦虑、恐惧的心理，而且终日处于消极或高度紧张的情绪中，容易导致记忆减退、精神恍惚，从而造成婴幼儿心理失调，导致心理障碍。因此，托育机构树立科学的办园理念至关重要。 2. 托育机构的人际关系 托育机构的人际关系是托育机构生活中最具影响力的心理环境，良好的人际关系让婴幼儿心情舒畅。托育机构的人际关系主要包括师幼关系和同伴关系。 教养者作为婴幼儿发展阶段的“重要他人”，对婴幼儿的心理健康有着重大影响。融洽和谐的师幼关系可使婴幼儿经常保持良好的心态、愉快的心情，激发婴幼儿的主动性和积极性，利于形成和谐的心理气氛，使婴幼儿产生归属感、安全感和对教养者的信任感。而不良的师幼关系容易使婴幼儿产生冷漠、逆反、畏惧和失望的心理，导致其人际关系失调，在学习和生活中处处受阻、心情抑郁，容易产生自卑、自傲、孤独和敌对等不良的心理。 同伴关系是婴幼儿社会性发展的重要指标。在同伴中受欢迎的婴幼儿会有安全感、归属感；反之，会产生孤独感、自卑感。同伴之间关系紧张，会对婴幼儿的心理健康产生不良影响，并导致不良行为。如依赖性强、独立性差，有的孤僻、自卑、急躁、退缩、不合群、社会适应性差，均影响婴幼儿心理健康的正常发展。
社会环境	社会环境主要是指家庭、托育机构以外的社会文化和心理环境。婴幼儿是在一定的社会环境中成长的，其中的文化背景、社会风气、科技与传媒等都会对婴幼儿的心理健康产生影响。 1. 文化背景 环境对婴幼儿心理发展的影响，最直接、最根本的是文化因素的影响，其他各种客观因素往往是通过文化这一中间环节去影响婴幼儿的。文化的影响无所不在，婴幼儿从出生的第一天起就面对既定的文化环境。例如，在某些有重男轻女习俗的地方，婴儿一出生就受到不平等的对待，男婴往往得到了很好的照顾和抚养，而女婴生下来就遭到冷落。目前社会竞争激烈，容易使人产生心理紧张和焦虑。在这样的文化背景下，良好的耐受能力和自我调节能力是每个社会成员必备的心理素质，所以应从小关注婴幼儿心理素质的培养。 2. 社会风气 社会风气是指社会上某一时期流行的思潮和生活方式，人们习惯把它比喻成“大气候”。它对婴幼儿的影响有积极的，也有消极的。健康的社会风气有助于培养婴幼儿良好的品德，团结协作、自立自强的精神，完善的人格。 3. 科技与传媒 在价值观日益多元化现代社会中，计算机、网络等先进科学技术与婴幼儿的生活日益密切，婴幼儿与各种社会传媒的接触，潜移默化地影响了他们的心理健康。

考核页

婴幼儿心理健康教育活动概述考核页

评价反馈情况填写在表 4-1-7 中。

表 4-1-7 评价反馈表

序号	评价项目	评分标准	满分	评价			综合得分
				自评	互评	师评	
1	阅读知识量	1. 对知识的掌握 2. 阅读知识的态度	20				
2	工作页上任务的理解及完成情况	1. 书写的准确性 2. 完成的态度 3. 完成的内容	60				
3	团队合作的能力及理论联系实际的能力	1. 团队合作的能力 2. 理论联系实际的能力	20				

任务二　婴幼儿心理健康教育活动设计与实施

学习情境描述

3 岁的阳阳从小跟奶奶生活在一起。奶奶每次送他到早教班，准备离开时，阳阳总是又哭又闹。当奶奶的身影消失后，阳阳很快就平静下来，并能与小朋友高兴地玩。由于担心阳阳，奶奶每次走后又折返回来看看。阳阳再次看到奶奶时，又立刻抓住奶奶的手哭泣起来。

请你用婴幼儿心理健康教育活动的相关理论解读上述情境中出现的现象，并提出解决方案。

任务学习目标

1. 明确婴幼儿心理健康教育活动的总目标；熟悉婴幼儿心理发展的常见问题行为；掌握婴幼儿心理健康教育活动的内容、方法、途径及实施策略。

2. 能够运用相关理论对现实教育现象进行解读；能够设计婴幼儿心理健康教育活动。

3. 培养逻辑思维能力及全局意识。

任务单

婴幼儿心理健康教育活动设计与实施任务单
任务描述：
婴幼儿心理健康教育活动要遵循一定的设计原则，组织实施要采用一定的方法和途径。为了掌握这些技能，本次课要求完成两个任务：一是能够用思维导图形式总结婴幼儿心理健康教育活动设计与组织实施的流程及注意事项；二是以小组为单位设计一次婴幼儿心理健康教育活动，并口述设计计划和方案。
任务要求：
1. 思维导图要求逻辑清晰，具有全局意识，语言简练，有概括性。 2. 设计的婴幼儿心理健康教育活动要目标明确、内容恰当、方法得当，具有可操作性，体现全局意识。
任务考核：
1. 绘制思维导图，用于总结婴幼儿心理健康教育活动设计与组织实施的流程及注意事项。 2. 口述婴幼儿心理健康教育活动的设计计划和方案。

工作页

婴幼儿心理健康教育活动设计与实施工作页

一、任务分组

任务分组情况按表 4-2-1 填写。

表 4-2-1 学生任务分组表

班级		组号		指导教师	
组长		学号			
组员	姓名		学号		
	姓名		学号		
	姓名		学号		
	姓名		学号		
任务分工					

二、明确任务

1. 本次课的学习意义：________________________________

____

2. 要达到的要求：________________________________

____

3. 培养的能力：________________________________

____

三、制订计划

可以按照表 4-2-2 填写计划，也可以根据自己的实际情况制订计划。

表 4-2-2 计划表

工作内容	
工作程序	
工作分工	
工作进度	

四、获取信息	
1. 讨论婴幼儿心理健康教育活动的目标，总结不同月龄婴幼儿心理发展的特点。 2. 讨论婴幼儿心理健康教育活动的具体内容。 3. 探讨适宜的婴幼儿心理健康教育活动的方法及途径组合。 4. 探讨婴幼儿心理健康教育活动的实施策略。	
五、工作实施	
1. 绘制思维导图，总结婴幼儿心理健康教育活动设计与组织实施的流程及注意事项。 2. 以小组为单位，自选一个月龄段的婴幼儿，设计一个婴幼儿心理健康教育活动，并口述进行分享。 3. 用本次课的相关理论解读学习情境描述中的现象，完成学习情境描述中的小任务。	
六、过程检查	
将活动设计进行小组分享，提出改进意见，反复进行修改设计。	
意见与反馈：	

信息页

婴幼儿心理健康教育活动设计与实施信息页

一、婴幼儿心理健康教育活动的目标

婴幼儿心理健康教育活动是根据婴幼儿的心理发展特点，有目的、有计划、有组织地开展的以改善和提高婴幼儿的心理健康认识，培养婴幼儿的健康行为，所采取的一系列的教育活动。

婴幼儿心理健康教育活动的总目标概括起来主要是促进婴幼儿心理健康发展，充分开发婴幼儿的潜能，培养婴幼儿积极、乐观、向上的心理品质和健全的人格，提升其幸福感，为其终身幸福奠定基础。

二、婴幼儿心理健康教育活动的内容

婴幼儿心理健康教育活动的内容是心理健康教育活动目标的具体化，婴幼儿心理健康教育活动内容的选择，一方面受心理健康教育活动目标的制约，另一方面也要考虑到婴幼儿的年龄特征、心理发展水平以及心理健康状况。婴幼儿心理健康教育活动的内容主要涉及以下几方面（见表4－2－3）。

表4－2－3 婴幼儿心理健康教育活动的内容

内容	简述
认知发展	认知是人对客观世界的认识活动，婴幼儿认知的发展不仅包括注意、感知、记忆、思维、想象的发展，还包括智力和创造力的发展。良好的认知水平发展有利于婴幼儿表现出与其年龄段相符合的行为和能力，促进其思想和行为的协调一致，促使其做事有条不紊、条理清楚。
情绪情感	良好情绪情感的发展是社会行为养成的基础，通过教育活动促进婴幼儿良好情绪情感的发展，能够帮助婴幼儿尽快适应社会环境，促进婴幼儿良好个性和健全人格的发展。常见的良好情绪情感有依恋感、良好的情绪表达与控制、愉快感、羞愧感等。
气质个性	每个婴幼儿都具有不同于他人的特点，这就是个性。科学的育儿理念要尊重个体差异，因材施教。要以婴幼儿的个性为基点，对不同的婴幼儿给予不同的指导和帮助，有效促进其充分展示自身特色，健康快乐成长。

三、婴幼儿常见的心理卫生问题

婴幼儿心理卫生问题主要指各种因素引起的婴幼儿心理发展方面的障碍和不适应行为。不少婴幼儿在发展的某些阶段会出现一些情绪或行为问题，在社会化方面出现一些障碍，如任性、胆怯、自卑等，这些问题或障碍的性质往往并不十分严重，一般不被看作心理疾病；有的则属于相对严重的心理问题，如多动症、孤独症。婴幼儿在心理方面的异常和障碍，大多数是发育过程中特有的问题，通常表现为行为方面的某种独立的偏异，或表现为某些行为特征方面的问题。这类行为在一定的发育阶段出现属于正常现象，只有当它过分突出或者与该年龄段的表现不相符合时，才被认为是问题行为，与精神性疾病没有直接关联。随着婴幼儿年龄增长，有些问题会自行消失，有些问题可以通过矫正治疗。婴幼儿常见的心理卫生问题有以下几类。

（一）睡眠障碍

睡眠障碍的各种表现及其矫治见表 4-2-4。

表 4-2-4　睡眠障碍

睡眠障碍	表现	矫治
睡眠不安	睡眠不安是婴幼儿常见的睡眠问题。表现为睡眠时经常翻动、肢体跳动、反复摇头、无故哭闹、磨牙、讲梦话等。有的不愿上床睡，要成人抱着走动才能入睡，或是迟迟不能入睡、浅睡、早醒。睡眠不安的主要原因是婴幼儿心理压力过大，过于焦虑或紧张。此外，不良的睡眠习惯也会加重睡眠不安的情况。	睡眠不安一般不需要特殊治疗，通过缓解婴幼儿的精神压力、调整作息时间、多参加户外运动即可取得明显效果。
夜惊	夜惊是睡眠中突然出现的短暂性惊扰和意识蒙眬状态。通常男孩多于女孩。表现为婴幼儿在入睡不久后突然坐起，惊叫、哭喊、呈惊恐状，伴随着呼吸急促、心跳增快、出汗、瞳孔散大，对周围事物无反应。夜惊发生时，婴幼儿很难被唤醒，若强行唤醒可能出现定向障碍或意识混乱。每次夜惊发作可持续 1～10 分钟，发作后可再入睡。严重者夜间可频繁发作几次，次日一般对发作经过不能回忆。	在确保婴幼儿没有躯体疾病后，一般不需特殊治疗。只需要改善不良环境，消除可使婴幼儿精神紧张的种种诱因，培养婴幼儿良好的睡眠习惯，起居有常，一段时间后症状可自然消失。
梦游	婴幼儿在睡眠中突然坐起或下床活动，意识蒙眬不清，徘徊走路或做些游戏的动作，不易唤醒，持续数分钟后又可安静入睡，醒后全部遗忘。此外，梦游的婴幼儿常伴有夜间遗尿。	对于婴幼儿出现梦游不必过于惊恐，绝大部分婴幼儿随着年龄增大、中枢神经系统发育成熟，该症状会自愈，但如果一周出现 3 次以上，则病情可能会进一步延续到成年。对有梦游的婴幼儿，家长和教师要注意消除和缓解引起其紧张和不安的因素。对于由疾病引发的梦游要及时治疗，以免加剧病情。

（二）情绪障碍

情绪障碍的各种表现及其矫治见表 4-2-5。

表 4-2-5　情绪障碍

情绪障碍	表现	矫治
焦虑症	焦虑症的主要表现是焦虑情绪、不安行为和自主神经系统功能紊乱。焦虑症发作时，婴幼儿常表现为过度烦躁、焦虑不安，伴有睡眠不好、做噩梦、讲梦话、食欲不振、心跳急促、出汗、尿频、头痛等自主神经功能失调的症状。婴幼儿中最常见的焦虑症是分离焦虑，即婴幼儿与依恋对象分离时产生过度的焦虑情绪反应，婴幼儿往往不愿离家、害怕单独睡觉和独自留在家中。一旦依恋对象离开，则表现出烦躁不安、哭喊、发脾气，甚至反复出现头痛、恶心、呕吐等躯体症状，但无相应的躯体疾病；当重新与依恋对象在一起时，症状完全消失。	多陪伴婴幼儿，给予其安全感。
恐怖症	婴幼儿对某些物体或特殊环境产生异常强烈、持久的恐惧，明知恐怖对象对自身无危险，但无法控制恐惧与焦虑情绪，内心极其痛苦。婴幼儿有回避行为，往往有逃离恐怖现场的行为。表现出自主神经系统功能紊乱，如心慌、呼吸急促、出汗、血压升高等。	对婴幼儿恐怖症需综合治疗，以心理治疗为主，对症状严重的患儿需要辅以药物治疗。临床研究表明，行为治疗结合支持疗法、认知疗法、松弛疗法及音乐与游戏疗法，一般可取得较好疗效。
暴怒发作	暴怒发作多数发生在婴幼儿欲望和要求得不到满足时，通过特殊的声音和行为来引起别人的注意，在被劝阻和关注时常常会变本加厉，只有在要求得到满足和彻底不被理睬的时候才会有所收敛。暴怒发作时，婴幼儿的各种过火行为短时间内往往无法劝阻，出现情绪失控、大喊大叫、哭闹、在地上打滚、用头撞壁、撕扯自己的头发或衣服，伴有骂人、踢打或攻击别人，而自己很少受伤害；还可出现呕吐、遗尿或屏气发作。男孩女孩都可发生，没有明显的性别差异。	暴怒发作的治疗原则是家长必须对婴幼儿有正确的教育观念，溺爱和迁就只会妨碍婴幼儿健康成长。当症状比较严重的时候，可以采取行为治疗的方法，如隔离法。
屏气发作	屏气发作是指婴幼儿因发脾气或需求未得到满足时剧烈哭闹所引发的突然的呼吸暂停现象。屏气发作一般发生于 6 个月至 3 岁的婴幼儿，4 岁以后逐渐减少，6 岁以后很少出现。屏气发作时，婴幼儿在过度换气之后会突然出现屏气、呼吸暂停、口唇青紫、四肢僵硬等症状，严重者还会出现短暂的意识障碍，之后肌肉松弛、恢复原状，随后再哭出声来。时间短则 0.5 ～ 1 分钟，长则 2 ～ 3 分钟。时间越长，对婴幼儿健康的危害越大。	一般不需药物治疗，婴幼儿发作后可自行恢复。若屏气发作时间过长，会造成脑部缺氧，应帮助其尽快恢复。对频繁发作的婴幼儿，可在医生指导下服用药物。家长应树立正确的教育观念，平时对婴幼儿不要过分溺爱或提出过分要求。注意生活环境的安排，消除引起精神紧张和冲突的因素，尽量避免突然意外的刺激。若婴幼儿有缺铁性贫血则应及时补充铁剂。

（三）言语障碍

言语障碍的各种表现及其矫治见表 4－2－6。

表 4－2－6　言语障碍

言语障碍	表现	矫治
口吃	现代科学研究证明，口吃与遗传或某种脑功能障碍有关。此外，生理疾病，如婴幼儿脑部感染、癫痫、百日咳、猩红热以及耳鼻喉科疾病也易引起口吃。另外，一些较严重的外伤也可能造成口吃。	家长要正确对待婴幼儿口吃的现象，创造良好的语言环境。成人和婴幼儿说话时要正确示范，教给婴幼儿正确的说话方法，语速适当放缓，帮助婴幼儿树立治愈口吃的信心。
选择性缄默症	选择性缄默症主要表现为在某些情况下沉默不语。3～5 岁的幼儿发病较多，女孩多于男孩。婴幼儿在托育机构和在陌生人面前不说话、静坐不动，或代之以点头、摇头、手势，或以“是”“不是”“好”“不好”等非常有限的词语来表示自己的态度和愿望；但在家里或熟人面前，言语交流明显更流畅。	消除周围环境中导致婴幼儿紧张的精神因素，不要过分注意其语言表现，采用“忽视法”让他们处于一种轻松的心理状态之中，特别注意不要强迫他们说话。鼓励婴幼儿多参加集体活动和锻炼，转移婴幼儿对自己言语的注意力，使其逐渐忽视自己在言语方面的表现。

（四）不良习惯

不良习惯的各种表现及其矫治见表 4－2－7。

表 4－2－7　不良习惯

不良习惯	表现	矫治
吸吮手指、咬指甲	吮吸手指，是婴儿期的一种正常现象，但如果 2 岁后依然存在，就是不良习惯，应当积极地予以纠正。婴幼儿咬指甲是较常见的不良习惯，一般发生在情绪紧张或者抑郁的情况下。当婴幼儿情感不能充分表达出来时，或者出现精神焦虑、过度紧张、家庭不和睦、心情矛盾冲突、适应困难时，就会产生咬指甲的行为；也有的咬指甲行为是通过模仿习得的。	（1）满足婴幼儿被爱、被关注的要求，多与婴幼儿交流感情、进行肌肤接触。 （2）找出并消除导致婴幼儿心理紧张和焦虑的因素，创造和谐愉快的生活气氛。 （3）早期教育要合理，多组织婴幼儿参加集体活动，培养广泛的兴趣，减少过早、过多的学习压力。 （4）培养婴幼儿良好的卫生习惯，定期修剪指甲。 （5）发现婴幼儿吸吮手指或咬指甲时，不要马上打骂，这样会加剧其紧张，而应让他去做点别的事，如帮妈妈取本书、给爸爸递报纸等来转移其注意力。
习惯性阴部摩擦	婴幼儿用手玩弄或摩擦外生殖器，或骑在某个物体上摩擦。女孩有时双腿交叉上下摩擦。产生原因：生殖器局部不洁或患有疾病，如湿疹、蛲虫、包茎等引起阴部瘙痒，促使婴幼儿摩擦止痒，以致形成习惯。	发现婴幼儿有这种习惯后，不要简单地用惩罚、责骂、嘲笑等手段来处理，而应该适时地转移婴幼儿的注意力，正确引导。不要给婴幼儿穿过于紧身的衣服，尤其是内裤不要太紧。同时注意婴幼儿外生殖器的清洁卫生，检查有无局部疾病并及时治疗。

信息页

（五）遗尿症

遗尿症的表现及矫治见表 4－2－8。

表 4－2－8　遗尿症

问题	表现	矫治
遗尿症	3 岁以下的婴幼儿由于大脑和神经系统发育不全，或正常的排尿习惯尚未养成，因而经常尿床，这属于正常现象。幼儿 5 岁以后，在白天或夜晚有反复的、不自主的排尿，称为遗尿症。遗尿症发生率较高，多见于 10 岁以内的幼儿，男孩多于女孩。遗尿症可分为原发性和继发性两类。前者从小到大一直遗尿；后者则在 5 岁前曾有一段时间无遗尿，5 岁后又发生。遗尿可发生在夜间、白天或昼夜，以夜间最常见。夜间遗尿大多数发生在上半夜，遗尿次数不定，遗尿时一般无剩余尿、无疼痛感，尿检查正常。患儿会伴有自卑感，不愿与同伴交往，常在睡前为遗尿担忧。	（1）预防和矫治遗尿症的最基本方法是从小培养良好的排尿习惯。排尿是一种条件反射，建立良好的条件反射，需要良好的刺激，反复学习、巩固强化。例如，幼儿晚餐后要适当控制饮水量，上床前排尿；陪护者在幼儿习惯尿床前半小时予以唤醒，使其在清醒状态下排尿。 （2）寻找幼儿可能存在的心理矛盾及可能导致遗尿的精神因素，并努力及时地消除这些因素。对幼儿偶尔出现的尿床行为不责备、不讥笑，维护幼儿的自尊心。注意缓解幼儿的心理压力，理解、信任、关心、爱护幼儿，防止周围的人给他施加压力，减轻其自卑感和羞耻感，耐心地鼓励和训练幼儿。

（六）儿童期多动综合征

儿童期多动综合征的表现及矫治见表 4－2－9。

表 4－2－9　儿童期多动综合征

问题	表现	矫治
儿童期多动综合征	1. 活动过多 这是最常见的表现。学龄前期表现为多动、好哭闹、不安静、难以满足要求，随着年龄的增加，活动量增多，做事情不专心、有始无终。 2. 注意力缺陷 这是最突出的表现，表现为注意力难以集中，持续时间短暂，容易受外界细微干扰而分心，不能专注于一件事，容易从一个活动转向另一个活动。 3. 冲动任性 行为先于思维，往往不经过考虑就行动，行为不分场合，不顾后果，无法自制。比如，在家里乱翻东西，任意拆散、乱丢书本等物品；在活动室内突然大喊，离座奔跑，抢别人的东西或者攻击别人等。 4. 学习困难 患儿大多智力正常或接近正常，但都表现出学习困难。部分患儿可能有不同种类的认知功能障碍，如语言功能障碍、视觉运动功能障碍、空间功能障碍、思维功能障碍等。	1. 心理治疗 首先应用支持性心理疗法，要了解该症的性质，惩罚、责骂不但不能收到预期效果，反而会损害婴幼儿的自尊心和进取心，造成精神创伤，使患儿不易配合治疗。消除各种紧张因素，严格作息制度，增加文体活动等对治疗该症有积极的作用。 2. 教育干预 教育干预包括家庭干预和学校干预，是重要治疗方法之一。正确的家庭教育方式和有规律的生活习惯能够给患儿创设舒适的环境，以达到放松的状态。在学校干预中，行为强化是占主导地位的干预方法，例如强化消退训练、程序训练等。 3. 感觉统合训练 患儿的主要表现就是活动多、精力过于旺盛、停不下来，因此，对于这类活动过多的患儿可以进行感觉统合训练。可锻炼其动作协调能力，促进大脑统合功能的完善，使其对外界刺激做出适宜的反应，增强其自我控制行为的能力。 4. 药物治疗 在医生的指导下谨慎用药。

信息页

（七）儿童孤独症

儿童孤独症的表现及矫治见表 4－2－10。

表 4－2－10　儿童孤独症

问题	表现	矫治
儿童孤独症	1. 社会交往障碍 孤独症患儿在社会交往方面有严重缺陷，常常避免与他人的目光接触，缺乏面部表情；对人态度冷淡，呼之常无反应；不会与他人分享快乐，遇到不愉快或受到伤害时也不会向他人寻求安慰，不能与同龄婴幼儿建立伙伴关系。 2. 语言发育障碍 孤独症患儿经常默默不语或者开始讲话比同龄婴幼儿晚，而且所讲内容比同龄婴幼儿少。 3. 兴趣范围狭窄，有独特兴趣对象 该症患儿对一般婴幼儿所喜爱的玩具和游戏缺乏兴趣，而对一些通常不作为玩具的物品却特别感兴趣，如车轮、瓶盖等圆的可旋转的东西。 4. 行为异常 孤独症患儿常以奇异、刻板的方式对待某些事物，如单调地摆放积木、重复蹦跳、反复敲打物体等。有的甚至出现自伤自残，如反复挖鼻孔、抠嘴、咬唇、吸吮等动作。 5. 其他表现 部分孤独症患儿还可能伴有感知障碍、癫痫发作等表现；有的患儿在智力低下的同时可出现“孤独症才能”，如在音乐、计算、推算日期、机械记忆和背诵等方面呈现超常表现。	（1）早发现，早治疗。早期诊断和早期干预可以改善孤独症的症状，因此孤独症治疗一般认为是年龄越小，效果越好。 （2）康复训练的重点应放在提高患儿基本的生存能力和生活自理方面的训练，如交流、购物等。 （3）世界各国尤其是发达国家建立了许多的孤独症特殊教育和训练课程体系，国内也有一些特殊教育机构，这些机构的教育质量往往参差不齐。在可能的情况下，应尽量为患儿创造正常的生活环境，上普通托育机构，这样有利于患儿交往能力、语言能力的发展。家园合作，共同制定矫治方案。 （4）坚持治疗，持之以恒。

信息页

四、婴幼儿心理健康教育活动的途径

婴幼儿心理健康教育活动是以预防为主的教育活动，可以通过专门的心理健康活动课进行，也可以渗透于婴幼儿的一日生活中，与常规教育活动结合起来；在托育机构中开设的心理健康教育课程，和家庭教育、社会教育应形成一股合力，共同引导婴幼儿形成健康的心理。婴幼儿心理健康教育活动的途径如表 4－2－11 所示。

表 4－2－11　婴幼儿心理健康教育活动的途径

途径	简述要点
专门的婴幼儿心理健康教育活动	专门的婴幼儿心理健康教育活动是指针对婴幼儿心理健康教育活动的目标和内容精心设计的有目的、有计划、有组织的教育活动，具有很强的目标性和针对性。婴幼儿通过游戏、参观、观察、模仿、操作等方法，学习相关的知识和技能，培养健康的心理，提高生活自理能力，形成良好个性品质等。
全面渗透	全面渗透就是把心理健康教育活动融入整个婴幼儿教育活动的全过程，使婴幼儿一日生活的各个环节和托育机构教育工作的方方面面都能体现对婴幼儿心理健康的维护。科学、合理地安排和组织好婴幼儿一日生活，不仅有利于婴幼儿形成相对稳定的生活秩序，也可以满足他们的心理需要，培养其独立性，提高其自我管理能力。

续表

途径	简述要点
创设心理健康环境	环境是重要的教育资源。心理健康环境包括家庭环境、托育机构环境和社会大环境。对于托育机构来说，不仅要为婴幼儿创设清洁、丰富和优美的生活物质环境，例如改善空气、饮水、居住与活动场所的环境条件，改善膳食结构及进食环境；更要提高托育机构教师的心理健康水平，端正教育态度，改善教育方式，为婴幼儿营造一种温暖、关爱、民主和平等的心理气氛，创造相互尊重、理解、信任、关爱和民主的教育环境，保障婴幼儿心理健康成长。
家园同步教育	家庭是婴幼儿生活和初级社会化的场所。教育的一致性要求托育机构教育与家庭教育必须协调同步，才能得到预期的教育效果。家园同步教育是实施婴幼儿心理健康和社会适应教育的重要途径。托育机构可以通过开设专门的心理健康教育讲座、座谈或使用家园联系册等，向家长宣传婴幼儿心理健康的重要意义，并提供相应的教育内容及方法，请家长来园观察、指导；或请家长带婴幼儿有目的地参加某种有益于心理健康和社会交往的活动，并互相反馈信息。这些教育方式有助于对婴幼儿进行家园同步教育。

五、婴幼儿心理健康教育活动的方法

婴幼儿心理健康教育活动的方法如表 4－2－12 所示。

表 4－2－12　婴幼儿心理健康教育活动的方法

方法	简述要点
谈话法	谈话法是指通过和婴幼儿谈话，使婴幼儿及时认识到自己的行为正确与否，及时纠正行为偏差，保障婴幼儿心理健康的方法。在运用时一定要循循善诱，帮助婴幼儿产生新的理解和认识。比如，集体活动“哭好不好”中，教师先让婴幼儿通过了解自己和长辈哭的经验，来帮助婴幼儿认识到“为什么会哭”，在婴幼儿已有经验的基础上，让婴幼儿根据资料讨论“哭的好处与坏处”，这样婴幼儿在活动中就了解到了关于情绪情感的新知识。
亲身体验和情境表演法	由于婴幼儿的年龄小、生活阅历浅、逻辑思维水平较低，需要通过亲身实践来感知和理解学习内容，所以体验法是最为重要的心理健康教育活动的方法之一。婴幼儿通过亲身体验和情境表演法，体验生活中的不同角色在一定情境中遇到的问题和冲突，并做出相应的反应，说出感受，获得新的感悟。在运用这一方法时需要注意，由于婴幼儿的心理发展水平、语言能力发展水平等存在差异，因此对于教师设计的同一实践环节，不同婴幼儿可能经历了不同的体验过程。所以为了让每一位婴幼儿都能有成就感，教师应在了解婴幼儿的前提下给予不同婴幼儿不同层次的任务，保证婴幼儿体验过程中的有效性。
事例分析法	事例分析法指针对婴幼儿生活中发生的事情，列举相同或相似的事例进行分析或讨论，让婴幼儿自觉产生相应的健康行为方式的方法。在运用这一方法时应注意多选择正面事例，为婴幼儿树立榜样；而对于反面事例，教师应及时注意引导。
讲授法	讲授法是指用具体、形象、生动的口头语言，结合直观教具、实物或者故事向婴幼儿说明解释有关心理健康的一些粗浅知识，告诉婴幼儿一些简单的道理，提高其对维护自身心理健康的认识水平，以改善其对心理健康的态度，形成正确的认识和观念。在采用讲授法时，可以借助讲故事、念儿歌、猜谜语、观察等多种多样的形式，通过启发式的提问帮助婴幼儿理解新知识、加深已有的知识和经验，达到情感的交流与沟通，促进心理健康发展。

六、婴幼儿心理健康教育活动实施

婴幼儿心理健康教育活动实施的策略及方法如表 4－2－13 所示。

表 4－2－13 婴幼儿心理健康教育活动实施的策略及方法

策略及方法	简述要点
提升教师和家长的心理健康水平	托育机构教师和家长的心理健康与否，将直接影响婴幼儿的心理健康水平。因此，对婴幼儿进行心理健康教育，教师和家长首先应注意提高自身的心理健康水平，合理排解生活、工作的压力，保持自信、乐观、开朗、向上的良好心态，对自己有正确的评价和认识，保持人格的完整与和谐，具有良好的社会适应能力和行为习惯，给婴幼儿以积极的、正面的榜样和示范。尽量不要在婴幼儿面前表露不良情绪，不要因为自己心情不好而影响婴幼儿，更不应向婴幼儿发泄。
在一日生活中各个环节渗透心理健康教育	婴幼儿心理的发展受多方面的影响，因此在一日生活中的各个环节渗透心理健康教育，将会提升心理健康教育的有效性。这就要求托育机构教师及其他工作人员的支持和家长的配合。如在社会领域课程中，要引导婴幼儿正确评价自己和他人；在户外活动中，鼓励婴幼儿积极参加活动，提高人际交往能力；在保育过程中，如婴幼儿出现较为尴尬的情况如尿床等，应避免同伴和其他教师嘲笑婴幼儿，以免对其心理产生不良影响。
及时发现问题，适时疏导	在成长过程当中，婴幼儿将渐渐学会隐藏自己的情绪，容易在伤心时不哭出声音，受了委屈不表现出来，但是又会由于情绪调节能力不足而感到压抑，甚至抑郁。特别是在婴幼儿的成长过程当中出现了重大事件时，如亲人离世、父母离异等。这就需要教养者能够及时观察和发现婴幼儿的反常情绪，适时帮助其疏导情绪，呵护婴幼儿的心理健康成长。
尊重婴幼儿的人格，不要妄下结论	每个婴幼儿的性格和个性是不同的，作为教养者必须要尊重婴幼儿的个性发展和需要。在教育实践中，有的教养者会在没有证据的情况下，对婴幼儿随便下结论，即所谓“贴标签”。如发现婴幼儿活泼好动，就指责婴幼儿有多动症；发现婴幼儿性格偏内向，不太爱说话，就说婴幼儿有自闭症。这将对婴幼儿的心灵造成严重的伤害，而且影响其社会性的发展。如果发现某婴幼儿有一些症状与婴幼儿易患的心理障碍相似，教师应当注意观察、收集相关的资料和证据，确定有行为偏异后，及时提醒家长带孩子去医院检查，以免错过最佳的治疗时机。即使婴幼儿的确患有某些方面的心理障碍，教养者也应当尊重并且保护其隐私，尽量为其提供正常的交往环境，并在家长的配合下尽可能地帮助婴幼儿进行治疗，促进其发展。
整合托育机构、家庭和社会的教育影响	婴幼儿由于认知发展不成熟，缺乏明辨是非的能力，非常容易受到周围成人的影响，家长、教养者或周围其他成人不恰当的言行举止很容易影响婴幼儿。因此需要有效整合托育机构、家庭和社会的教育影响，使各方面的力量保持一致，形成合力，这样才能促进婴幼儿的心理健康发展。

考核页

婴幼儿心理健康教育活动设计与实施考核页

评价反馈情况填写在表 4－2－14 中。

表 4－2－14　评价反馈表

序号	评价项目	评分标准	满分	评价			综合得分
				自评	互评	师评	
1	阅读知识量	1. 对知识的掌握 2. 阅读知识的态度	20				
2	工作页上任务的理解及完成情况	1. 书写的准确性 2. 完成的态度 3. 完成的内容	60				
3	逻辑思维能力及全局整合意识	1. 逻辑思维能力 2. 全局整合意识	20				

任务三　婴幼儿心理健康教育活动案例分析

学习情境描述

小王到某托育机构进行跟班实习。一天，小王在检查班上幼儿午睡时发现松松没有和其他小朋友一样睡觉，而是一直在哭泣，嘴里还一直唠叨："我要打电话给爸爸来接我，我要回家。"班上的多名教养者多次安慰他，但他还是一直哭，而且越哭越厉害。后来主班的教养者便生气地说："你再哭，爸爸就不来接你了！"松松听后情绪有些激动，但停止了哭泣。

假设你是小王，请针对上述情境设计一份幼儿心理行为的观察记录表，完成相应内容的记录，并提出较好的干预方案。

任务学习目标

1. 掌握婴幼儿心理健康教育活动设计的方法及撰写方案的要点；掌握婴幼儿心理健康教育活动组织实施的策略及方法。

2. 能够设计婴幼儿心理健康教育活动及撰写活动方案；能够根据活动设计方案有效组织实施婴幼儿心理健康教育活动；能够做好观察记录工作。

3. 培养语言及仪态的表现力及有效观察的能力。

任务单

婴幼儿心理健康教育活动案例分析任务单
任务描述：
托育机构的心理健康教育活动是进行婴幼儿心理健康干预的主要手段，本次课针对岗位要求对具体活动案例进行分析，清晰呈现该活动的设计与组织实施的整个流程。本次课要求完成两项任务：一是能够设计婴幼儿心理健康教育活动并撰写规范的设计方案，模拟开展活动；二是能够设计满足不同需求的观察记录表，并能做好观察记录工作。
任务要求：
1. 设计的婴幼儿心理健康教育活动方案要结构完整、重点突出、目标明确、符合婴幼儿月龄特征。 2. 在模拟组织实施婴幼儿心理健康教育活动时要语言流畅、仪态大方得体。 3. 设计的观察记录表要重点突出、格式清晰。
任务考核：
1. 撰写一份婴幼儿心理健康教育活动设计方案，并进行模拟组织实施。 2. 设计一份婴幼儿心理健康行为观察记录表。

工作页

婴幼儿心理健康教育活动案例分析工作页

一、任务分组

任务分组情况按表 4 - 3 - 1 填写。

表 4 - 3 - 1　学生任务分组表

班级		组号		指导教师	
组长		学号			
组员	姓名		学号		
	姓名		学号		
	姓名		学号		
	姓名		学号		
任务分工					

二、明确任务

1. 本次课的学习意义：____

____

2. 要达到的要求：____

____

3. 培养的能力：____

____

三、制订计划

可以按照表 4 - 3 - 2 填写计划，也可以根据自己的实际情况制订计划。

表 4 - 3 - 2　计划表

工作内容	
工作程序	
工作分工	
工作进度	

工作页

四、获取信息

1. 婴幼儿心理健康教育活动设计方案的结构及撰写要点是什么？

2. 归纳总结组织实施婴幼儿心理健康教育活动的注意事项。

3. 讨论婴幼儿心理健康行为观察记录表的格式及设计要点。

4. 讨论婴幼儿心理健康行为观察记录表的记录要点。

五、工作实施

1. 以小组为单位，设计一次婴幼儿心理健康教育活动，撰写相应的设计方案。

2. 设计一份婴幼儿心理健康行为观察记录表。

六、过程检查

1. 以小组为单位，模拟实施婴幼儿心理健康教育活动，并提出修改意见。

2. 收集一段关于婴幼儿心理健康行为表现的视频实录，用设计好的观察记录表进行记录。

意见与反馈：	

信息页

婴幼儿心理健康教育活动案例分析信息页

一、婴幼儿心理健康教育活动设计方案示例

此处以 13 ～ 24 月龄幼儿情绪情感教育活动设计方案为例进行介绍（见表 4－3－3）。

表 4－3－3　13 ～ 24 月龄幼儿情绪情感教育活动设计方案

活动要素	活动内容	操作要点
活动名称	你笑起来真好看	活动名称要注意体现生活化。
设计意图	13 ～ 24 月龄幼儿已能分辨出照片中微笑和生气的表情。当周围的成人开心地笑时，幼儿会跟着开心地大笑[①]。为了促进幼儿更好地分辨他人的情绪，能表达自己的情绪，本次活动通过区分有对比的表情来提升幼儿的情绪感知能力，以模仿或自我表达的方式实现情绪表达能力的提升。让幼儿在活动体验与感受的过程中知道大家都喜欢开心的情绪，促进交往能力的提升。	本活动设计以 13 ～ 24 月龄幼儿的情绪发展特点和社会行为发展水平为依据，引导幼儿观察模仿积极情绪的表达，实现幼儿社会适应性的发展。
活动目标	知识目标：理解笑起来很好看。 技能目标：能模仿图片做出开心和不开心的表情，表达自己的情绪。 情感目标：感受笑带来的快乐。	活动目标要符合大部分此月龄幼儿的发展水平。
活动重难点	本次活动的重点是让幼儿体验笑带来的快乐，从而懂得用笑容表达开心。难点是引导幼儿用不同的表情表达自己的情绪。	活动重点主要通过教师营造开心的氛围、幼儿自主开心的情绪表达来完成。难点主要通过引导幼儿的模仿或自我独特的表达来突破。
活动方法及途径	本次活动主要采用榜样示范、行为练习等方法组织实施。	在运用榜样示范和行为练习时与游戏相结合，让幼儿在玩中学。
活动准备	歌曲《你笑起来真好看》，教师平时收集的幼儿及其家人的各类表情的照片。	用幼儿自己和家人的照片来判断不同的情绪，更容易吸引幼儿的注意力，也能让幼儿对情绪有更深的体会。

信息页

① 本书编写组. 0 ～ 3 岁婴幼儿托育机构实用指南. 南京：江苏凤凰教育出版社，2019.

续表

活动要素	活动内容	操作要点
活动过程	1. 导入部分 唱一唱——播放歌曲，引导快乐的律动。 播放歌曲《你笑起来真好看》，教师一边唱一边用两手食指指脸颊，面带开心的微笑，引导幼儿一起做微笑的动作。 2. 展开部分 看一看——根据照片判断基本情绪。 展示幼儿开心和不开心的对比照片，引导幼儿感知开心与不开心的情绪。 教师："你们看照片上哪个是开心，哪个是不开心呢？你们更喜欢哪个表情？" 3. 结束部分 做一做——邀请每一位幼儿做开心和不开心的表情。 幼儿可以模仿照片中的表情，也可以做自己独特的表情。	1. 导入部分要点 以愉快的歌曲和律动导入活动，吸引幼儿的注意力，营造快乐的活动氛围。 2. 展开部分要点 （1）每一组情绪对比照片要放在一页 PPT 中，让幼儿感受到强烈的情绪对比。 （2）让每一位幼儿都有表达的机会，尊重幼儿的主体性。 3. 结束部分要点 每一位幼儿做完表情后，教师都应该表扬幼儿，并引导其他幼儿对其进行鼓励。
活动延伸	再一次播放歌曲，幼儿围坐，跟着律动用自己喜欢的表情表达开心的情绪。	（1）让幼儿围坐，以便幼儿感受到同伴的开心情绪，促进同伴交往。 （2）不规定表情和动作，鼓励幼儿用自己喜欢的方式来表达情绪。
活动反思	本次活动以轻松愉快的歌曲导入，调动幼儿积极的情绪体验。以观察、对比、模仿的方式引导幼儿感受不同的情绪，鼓励幼儿自主表达。	对于情绪表达能力比较强的幼儿，可以引导其适当增加其他的情绪表达。

信息页

二、婴幼儿心理健康教育活动观察记录表示例

主要观察教师教育活动的设计与组织实施情况的观察记录表的设计样式如表 4-3-4 所示。

表 4-3-4　×××教育活动观察记录表

观察对象		观察时间		观察主题	
观察地点		观察人		观察目的	
观察视角			观察记录		
一、教学目标 主要通过什么方法、手段实现					
二、材料准备 为了开展活动，主要提供了什么材料					

续表

三、核心知识 教师是如何呈现的	
四、教学过程 主要观察导入的方法、内容的安排和组织、教学环节的过渡、每个环节中教师的表现	
五、活动的情感培养 主要观察在活动中教师对于婴幼儿的社会性、情感、态度的影响	
评价与分析	改进措施

主要观察婴幼儿表现的观察记录表的设计样式如表 4－3－5 所示。

表 4－3－5　×××婴幼儿心理健康行为观察记录表

观察对象		观察时间	
观察者		班级	
婴幼儿的情况分析			
观察记录			
教师反思			
跟踪辅导建议			

观察记录表的设计样式不是唯一的，可以根据需要增减项目，能体现本次观察的重点内容即可。

考核页

婴幼儿心理健康教育活动案例分析考核页

评价反馈情况填写在表 4－3－6 中。

表 4－3－6　评价反馈表

序号	评价项目	评分标准	满分	评价			综合得分
				自评	互评	师评	
1	阅读知识量	1. 对知识的掌握 2. 阅读知识的态度	20				
2	工作页上任务的理解及完成情况	1. 书写的准确性 2. 完成的态度 3. 完成的内容	60				
3	语言、仪态的表现力及有效观察的能力	1. 语言的表现力 2. 仪态的表现力 3. 有效观察的能力	20				

价值引领

2019 年 12 月 18 日，国家卫生健康委、中宣部、教育部等 12 个部门印发《健康中国行动——儿童青少年心理健康行动方案（2019—2022 年）》，为促进儿童青少年心理健康发展提出多方面要求。

其中重点提到“要关注 2 岁以内婴幼儿及家长的心理健康状况，托育机构要配备经过心理健康相关知识培训的保育人员”，“倡导实施‘心理滋养 1000 天’行动，共同营造心理健康从娃娃抓起的社会环境，重点关注孕产妇、2 岁以内婴幼儿及家长心理健康状况，开展 0 ～ 6 岁儿童心理行为发育问题预警征象筛查”。家长往往对孩子身体健康的关注会胜于对心理健康的关注，而随着时代的发展，人们越来越多地了解到，孩子明媚的世界里也会有精神障碍和心理问题的“乌云”，婴幼儿的心理健康问题不容小觑。婴幼儿与照顾者形成健康的依恋关系，是日后建立成熟稳定人格的基石，照顾者为婴幼儿提供抱持性环境、情绪情感的有效回应、需求和愿望的及时满足，可以让婴幼儿更有自信心、勇气和力量，为其未来在学习和工作中拥有求知欲、探索欲和好奇心打下基础。如果错过这个关键期，父母需要花几倍甚至几十倍的时间和精力来弥补，所以心理健康要从婴幼儿抓起。

资料来源：关于印发健康中国行动——儿童青少年 心理健康行动方案（2019—2022 年）的通知. 卫疾控发〔2019〕63 号.（2019-12-27）[2021-12-11]. http://www.gov.cn/xinwen/2019-12/27/content_5464437.htm.

思考：婴幼儿心理健康教育对国家、社会、家庭、个人有何现实意义？如何贯彻国家政策，实施良好的婴幼儿心理健康教育？作为托育机构的教养者，应该如何做好本职工作，做到知幼爱幼，不断提升师德情怀？谈谈你的职业计划。

项目小结

本项目从托育机构教养者在实施心理健康教育活动中会遇到的问题入手，重点介绍婴幼儿心理健康教育活动的目标、内容、方法、途径及组织实施策略，以使学生能够独立设计与实施婴幼儿心理健康教育活动，会撰写婴幼儿心理健康教育活动设计方案，能够对婴幼儿实施有效观察，会设计观察记录表并有针对性地进行记录工作，进而培养学生的语言表达、书写及有效观察能力，全面提升学生的综合素养。

项目拓展

1. 在婴幼儿心理健康教育活动设计中，如何进行拓展课程的准备？
2. 谈谈你对心理健康教育活动对于婴幼儿健康成长重要性的认识。

项目五

婴幼儿社会适应健康教育活动

学习目标

知识目标

1. 理解婴幼儿社会适应健康教育活动的含义、特点。
2. 明确婴幼儿社会适应健康教育活动的内容。
3. 掌握婴幼儿社会适应健康教育活动设计与组织实施的方法及策略。

能力目标

1. 能够设计不同月龄婴幼儿的社会适应健康教育活动。
2. 能够根据婴幼儿社会适应健康教育活动设计方案组织并开展活动。
3. 培养计划、协调、组织、实施任务的能力。

价值目标

1. 培养较好的团队协作意识。
2. 培养从事托育服务行业的职业精神、职业规范和职业责任感。

知识导图

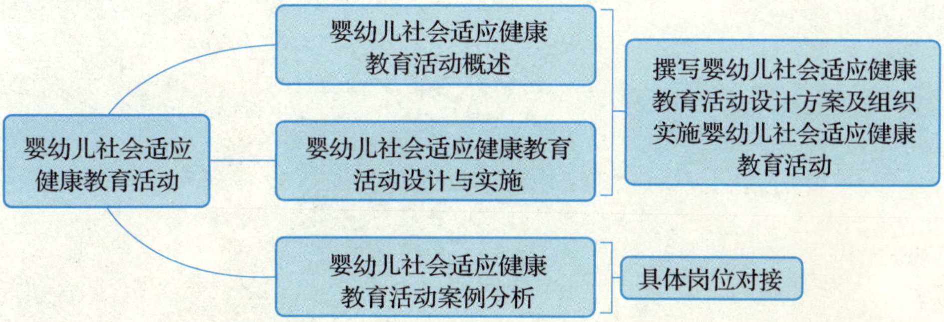

学习任务

任务一　婴幼儿社会适应健康教育活动概述

学习情境描述

某小区居民中有一个宝妈微信群，平时大家会在群里分享一些育儿经验之类的内容。最近，乐乐妈妈在群里发了一条信息："我家乐乐现在两岁，我想出去工作了，想问问大家，把孩子送去托班能学到什么？我家乐乐现在还不会喊尿尿和便便，送去托班能行吗？有没有宝宝在托班的妈妈能分享一下经验？"

作为托育机构的教养者，如果你在群里，你会如何回复乐乐妈妈？

任务学习目标

1. 理解婴幼儿社会适应健康教育活动的内涵、特点；掌握婴幼儿社会适应健康教育活动开展的途径。

2. 能够用相关理论解释现实中的教育现象。

3. 培养良好的团队合作、协同能力及理论联系实际的能力。

任务单

婴幼儿社会适应健康教育活动概述任务单

任务描述：

婴幼儿的社会适应健康教育活动能够促进婴幼儿自我意识的提升，发展良好的情绪情感，促进良好个性品质及行为习惯的形成。本次课需要完成两个任务：一是能够用相关的理论解释现实中的一些教育现象；二是能够用思维导图的形式总结婴幼儿社会适应健康教育活动的特点及开展途径。

任务要求：

1. 解释教育现象时要有相关理论做支撑。

2. 绘制的婴幼儿社会适应健康教育活动特点及开展途径的思维导图要求节点清晰、有逻辑性。

3. 小组分工明确，能体现团队合作的意识。

任务考核：

1. 用本次课相关的理论知识解释现实中的一些教育现象。

2. 用思维导图的形式总结婴幼儿社会适应健康教育活动的特点及开展途径。

工作页

婴幼儿社会适应健康教育活动概述工作页

一、任务分组

任务分组情况按表 5-1-1 填写。

表 5-1-1　学生任务分组表

班级		组号		指导教师	
组长		学号			
组员	姓名		学号		
	姓名		学号		
	姓名		学号		
	姓名		学号		
任务分工					

二、明确任务

1. 本次课的学习意义：____________________

____

2. 要达到的要求：____________________

____

3. 培养的能力：____________________

____

三、制订计划

可以按照表 5-1-2 填写计划，也可以根据自己的实际情况制订计划。

表 5-1-2　计划表

工作内容	
工作程序	
工作分工	
工作进度	

四、获取信息

1. 婴幼儿社会适应健康教育活动的内涵是什么？

2. 婴幼儿社会适应健康教育活动开展的途径有哪些？请举例说明。

3. 婴幼儿社会适应健康教育活动的特点有哪些？

五、工作实施

1. 目前很多家长认为，自己花了高价把孩子送到专业的托育机构来教养，就不需要再做相关的事情了，否则还不如把孩子放在家里自己教养。请你用本次课所学的相关知识解释上述说法有何不妥之处，存在什么误区。

2. 根据自己的认知及所学的知识，用思维导图的形式总结婴幼儿社会适应健康教育活动的特点及开展途径。

六、过程检查

撰写一份本次课的学习心得。

意见与反馈：	

信息页

婴幼儿社会适应健康教育活动概述信息页

一、社会适应的含义

社会适应是个人对其周围的环境和社会需要的应对和适应。由于物质与精神需要都只有在社会适应的前提下才能得到较好的满足，因此社会适应对个体的生存与发展具有重要意义。

二、婴幼儿社会适应教育活动的内涵

婴幼儿从出生开始就在与他人和环境的交互作用下发展着自己的社会性，逐渐形成适应社会的意识、情感、行为、能力等，以适应未来的社会生活。

婴幼儿的社会适应教育活动主要是指促进婴幼儿对自我、他人和社会环境的认知，促进婴幼儿形成积极的情绪情感，产生符合社会规范的行为，并最终促进婴幼儿形成良好的个性和社会性的教育。

三、婴幼儿社会适应健康教育活动的主要途径

婴幼儿社会适应健康教育活动是一个长期积累的过程，渗透在婴幼儿日常生活、游戏、学习的方方面面。主要采用以下几个途径组织实施：专门的教育活动、区域活动、一日生活教育活动、随机教育活动、家园共育活动等（见表 5－1－3）。

表 5－1－3　婴幼儿社会适应健康教育活动的主要途径

途径	含义	教师指导关键点	运用举例
专门的教育活动	教师围绕某一个婴幼儿社会适应教育内容展开教育、游戏、劳动等活动，婴幼儿在活动中获得社会性发展。	有目的、有计划的教育。	开展“我可以”主题教育活动，引导婴幼儿做力所能及的事情，培养自理能力。
区域活动	婴幼儿通过在区域活动中与材料、环境和同伴的互动实现社会性的发展。	引导婴幼儿协商、分工合作、解决矛盾。	开展“小医院”角色区域活动，引导婴幼儿轮流扮演医生。
一日生活教育活动	婴幼儿在“一日生活”中通过教师的引导，自主发展各种生活能力，形成健康的生活习惯和交往行为，逐步实现自我管理。	科学地规范一日生活的常规，尊重婴幼儿主体性。	进餐时引导婴幼儿安静用餐、不浪费。
随机教育活动	日常有意识关注婴幼儿发展的动态，及时发现其优缺点，进行有针对性的指导。	注意观察、即时教育。	发现婴幼儿倒滑滑梯，即时进行安全教育。

续表

途径	含义	教师指导关键点	运用举例
家园共育活动	家庭与托育机构通过电话家访、亲子活动、家长会、家长开放日、家长园地等形式实现家园共育，促进婴幼儿社会性发展。	为家庭教育提供指导，与家长沟通、协作。	定期组织家长会，向家长介绍园内工作重点、交流教育理念等。

四、婴幼儿社会适应健康教育活动的特点

婴幼儿社会适应健康教育活动有别于其他教育活动，有着自身的一些特点，如表 5－1－4 所示。

表 5－1－4　婴幼儿社会适应健康教育活动的特点

特点	简述	教师指导关键点
潜移默化	婴幼儿的思想和性格在与社会环境的交互中不知不觉受到感染、影响而发生变化。	强调婴幼儿本身的体验和领悟，而非说教。
实践性	婴幼儿的社会学习和社会性发展必须在社会交往和实践过程中逐步实现。在社会情境中的社会学习才能让婴幼儿将知识和经验内化与吸收。	让婴幼儿在生活中学生活，在交往中学交往，在探索中学做事，在游戏中发展品质，从而获得社会适应能力。
渗透性	婴幼儿的社会适应健康教育渗透在一日生活中，渗透在游戏中，渗透在家庭教育中。	教师可以利用婴幼儿的日常生活、自由活动以及其他各类活动中的契机进行社会适应教育。
长期性	婴幼儿获得社会经验、学会与人交往、养成良好的社会行为与品质等，是一个长期的、渐进的过程，需要长期坚持，持续施加影响，教育效果具有一定的潜在性和滞后性。	教师对婴幼儿的社会适应教育要有计划、有目的地长期进行，不能急于求成、拔苗助长。
反复性	婴幼儿的社会适应学习是可变的、易反复的，特别是当环境发生变化时，婴幼儿已经形成的良好社会行为有可能会反弹，需要在长期的活动和交往中反复体验和练习，持之以恒地加以培养。	引导婴幼儿每天坚持做一项劳动，如扔垃圾、擦桌子、收拾玩具等。

考核页

婴幼儿社会适应健康教育活动概述考核页

评价反馈情况填写在表 5 - 1 - 5 中。

表 5 - 1 - 5　评价反馈表

序号	评价项目	评分标准	满分	评价			综合得分
				自评	互评	师评	
1	阅读知识量	1. 对知识的掌握 2. 阅读知识的态度	30				
2	工作页上任务的理解及完成情况	1. 书写的准确性 2. 完成的态度 3. 完成的内容	60				
3	小组分工合作情况及理论联系实际能力	1. 小组分工合作情况 2. 理论联系实际的能力	10				

任务二　婴幼儿社会适应健康教育活动设计与实施

学习情境描述

某日早晨，班里的幼儿们玩完毛绒玩具后准备吃早餐，老师说："请小朋友们把玩具送回家！"幼儿们把玩具放回了玩具架上，但是毛绒玩具被放得乱七八糟，有的还躺在地板上。早饭后，老师组织幼儿观察玩具架，请幼儿们说说小鸭子和熊猫是怎样待着的。随后请一位幼儿帮小鸭子站好队，再请一位幼儿帮熊猫站好队。接下来其他幼儿主动到玩具架帮毛绒玩具们站好队。

请分析：案例里的老师是用什么方法和策略来进行婴幼儿社会适应教育的？

任务学习目标

1. 理解婴幼儿社会适应健康教育活动设计的内涵；明确婴幼儿社会适应健康教育活动的内容；掌握婴幼儿社会适应健康教育活动设计的思路、各年龄阶段的关键能力发展水平及可以组织的主题活动；掌握婴幼儿社会适应健康教育活动的方法及实施策略。

2. 能够运用相关理论设计与实施婴幼儿社会适应健康教育活动。

3. 培养计划、组织、协调的能力。

任务单

婴幼儿社会适应健康教育活动设计与实施任务单
任务描述：
婴幼儿社会适应健康教育活动设计从哪里着手、选择什么样的内容及方法、如何实施都是托育机构教养者在开展教育活动时要考虑的问题。本次课要求完成两项任务：一是选择一项婴幼儿社会适应健康教育活动的内容，绘制活动设计思维导图；二是能口述整个方案的设计过程及实施计划。
任务要求：
1. 认真完成工作页上的任务，要求绘制的思维导图逻辑清楚、层次分明，绘制形式不限。 2. 设计的婴幼儿社会适应健康教育活动过程及实施计划要体现系统性和组织协调能力。
任务考核：
1. 能够整体把握婴幼儿社会适应健康教育活动的设计流程，并用思维导图形式呈现出来。 2. 口述整个活动方案的设计过程及实施计划。

工作页

婴幼儿社会适应健康教育活动设计与实施工作页

一、任务分组

任务分组情况按表 5-2-1 填写。

表 5-2-1　学生任务分组表

班级		组号		指导教师	
组长		学号			
组员	姓名		学号		
	姓名		学号		
	姓名		学号		
	姓名		学号		
任务分工					

二、明确任务

1. 本次课的学习意义：________________________________

____

2. 要达到的要求：________________________________

____

3. 培养的能力：________________________________

____

三、制订计划

可以按照表 5-2-2 填写计划，也可以根据自己的实际情况制订计划。

表 5-2-2　计划表

工作内容	
工作程序	
工作分工	
工作进度	

工作页

四、获取信息

1. 讨论婴幼儿社会适应健康教育活动的设计思路。

2. 婴幼儿社会适应健康教育活动的内容有哪些?

3. 婴幼儿社会适应健康教育活动实施的策略有哪些?如何运用?

4. 分析学习情境描述中教养者所采用的方法及策略，并讨论开展婴幼儿社会适应健康教育活动应该注意的问题。

五、工作实施

1. 选择一项婴幼儿社会适应健康教育活动，绘制活动设计流程的思维导图。

2. 口述整个方案的设计过程及实施计划。

六、过程检查

收集、观看相关婴幼儿社会适应健康教育活动实录，与自己设计的流程对比后进行反思。

意见与反馈:	

信息页

婴幼儿社会适应健康教育活动设计与实施信息页

一、婴幼儿社会适应健康教育活动设计

婴幼儿社会适应健康教育活动设计是为促进婴幼儿社会适应发展而对学习过程和资源所做的系统安排，是充分分析婴幼儿社会适应发展需要而形成的互动系统的全过程。

（一）婴幼儿社会适应健康教育活动的设计思路

婴幼儿社会适应健康教育活动的设计思路是设计此种活动的思考的线索。具体讲是按照任务的目的和要求，预先设计出活动组织实施的方案或计划，详细分析见表 5-2-3。

表 5-2-3　婴幼儿社会适应健康教育活动的设计思路

设计思路	简述	运用举例
问题导向	针对班上婴幼儿出现的普遍性问题设计教育活动，提升幼儿社会适应性。	班上 25～36 月龄的幼儿总是抢玩具，设计“石头、剪刀、布”的游戏解决幼儿争抢问题，培养幼儿的规则意识。
成长导向	尊重婴幼儿身心发展规律，从某年龄段婴幼儿的社会性发展水平出发设计活动，促进婴幼儿社会适应某方面的能力提升。	7～12 月龄婴儿已能模仿成人的动作、服从简单的指令，设计“请把小球放进去”的活动，提升婴儿理解指令并模仿动作的能力。

（二）婴幼儿社会适应健康教育活动的内容

婴幼儿的社会适应健康教育活动主要包含自我意识的发展、社会行为能力的发展、社会适应能力的发展等内容（见表 5-2-4）。

表 5-2-4　婴幼儿社会适应健康教育活动的内容

具体内容	内容简述	发展要点
自我意识的发展	自我意识简单来说就是对自我的认识和评价。通过教育活动促进自我意识的成长有助于婴幼儿对自我的思想和行为进行有效调节，形成完整的个性。	自我观察、自我监督、自我体验、自我评价、自我教育、自我控制、自我调节等。
社会行为能力的发展	婴幼儿社会行为能力的发展主要包含亲社会行为的发展和人际交往的发展等内容。通过教育活动促进社会交往的发展有助于婴幼儿积极地适应各种环境，形成健全的人格，协调好与家庭、同伴和集体之间的关系。	合作、分享、助人、亲子交往、同伴交往等。
社会适应能力的发展	社会适应能力的发展主要表现在对社会角色的认知、对社会规范的尊重等，主要通过教育活动促进婴幼儿社会适应能力的发展，帮助婴幼儿被他人接受和肯定，更顺利地融入和适应社会生活。	道德品质、规则、安全、规范等。

（三）婴幼儿社会适应健康教育活动发展的关键能力及可以开展的主题活动

确定活动内容后，依据相应年龄段婴幼儿某方面的关键能力发展水平来确定要开展的主题活动，详见表 5－2－5 至表 5－2－7。

表 5－2－5　7～12 月龄婴儿社会适应健康教育活动架构

关键能力发展水平	主题	活动举例	指导要点及活动目的
1. 会挥手再见； 2. 能和成人玩简单重复游戏； 3. 能用表情和动作简单表达需求； 4. 能辨识成人的面部表情； 5. 练习处理陌生人焦虑； 6. 能自己拿住奶瓶喝奶； 7. 会表示要吃； 8. 会模仿照顾仿真娃娃； 9. 能服从简单的指令。	我自己	给婴儿唱与身体相关的童谣。	引导婴儿注意自己的身体部位，认识自我。
		对着婴儿重复呼叫婴儿的名字。	被呼叫的婴儿有反应时，及时给予正向的反馈，引导婴儿认识自己的名字。
	我会看	对镜子“笑”“哭”“生气”。	引导婴儿认识自己的基本情绪，初步发展自我意识。
	我知道	认识家人，看家庭照片。	说“妈妈”“爸爸”等称呼，让婴儿指认。
	我不怕	练习处理遇见陌生人的焦虑[1]，建立信任及安全感。	由婴儿不常见的教师来进行自我介绍，带班教师及时回应婴儿的情绪。
	我会玩	与婴儿玩滚球游戏或带滚轮的玩具。	将球或小车滚到婴儿能触碰到的位置，重复游戏，培养对成人的信任感。
		与教师进行简单游戏。	玩“躲猫猫”、滚球等游戏，增加对教师的信任感。
	我可以	1. 用手拿食物送进嘴里； 2. 用奶瓶喝奶、喝水； 3. 勺子能送进嘴里； 4. 用手脱帽子。	在婴儿面前做示范、手把手教。教师应耐心，不要怕脏、嫌慢，并给予婴儿正面的鼓励和赞美，逐步培养婴儿的自理能力。
		模仿喂娃娃喝水、吃饭。	培养自我服务意识。
	会表达	学习“要”“不要”“欢迎”“谢谢”“再见”等身体语言。	教师拉着婴儿的手摇动，用语言及动作做示范，学习身体语言。培养礼貌表达，促进社会性发展。小月龄的婴儿会用简单的方式吸引成人的注意。
		播放《找朋友》儿歌，鼓励婴儿互相握手、拥抱。	教师引导示范，鼓励婴儿互动，学习同伴交往。
	会分享	交换玩具。	对于小月龄的婴儿，可以把着他的手与别的婴儿交换玩具，过程中要注意婴儿的情绪，不要强行分享。可先由两名教师开心地做示范，分享或交换过程中说“谢谢”等礼貌用语。
	学整理	会把物品放在篮子里。	教师示范把物品往篮子里放，启发婴儿整理物品的意识。

① 张星星. 0～3 岁婴幼儿托育课程设计. 上海：复旦大学出版社，2021.

表 5－2－6　13～24 月龄幼儿社会适应健康教育活动架构

关键能力发展水平	主题	活动举例	指导要点及活动目的
1. 能叫自己的名字，认识五官； 2. 会用行为或语言表达意愿； 3. 能在成人的提示下做简单的社交动作； 4. 能辨认哭、笑、生气等表情； 5. 愿意和小朋友在一起，能主动招呼其他小朋友； 6. 能进行简单的自我服务和整理。	我自己	“我的名字”。	教师扔球给幼儿，接到球的幼儿立刻喊出自己的名字，增强幼儿的自我意识。
		“你的、我的”。	教师的指导用语要清晰，如“请把我的帽子拿给我，谢谢”“这是你的水杯，给你”。大月龄的幼儿可以拓展学习“他的”。
	我会看	对镜子“笑”“哭”“生气”，并模仿图片的表情。	教师引导幼儿认识自己的基本情绪，并能根据图片模仿情绪，知道“笑”是开心的情绪，“哭”“生气”是不开心的情绪，发展幼儿的自我意识。
	我可以	戴帽子、脱袜子、脱裤子、洗手、擦鼻涕、擦桌子。	在幼儿面前做示范、手把手教，教师应耐心，不要怕脏、嫌慢，并给予幼儿正面的鼓励和赞美，逐步培养幼儿的自理能力。
	我知道	看家庭照片，说家庭成员的称呼。	引导幼儿熟悉家庭成员的称呼。
	会表达	学习“要”“不要”“欢迎”“谢谢”“再见”等简单的交流语句。	教师通过故事用语言及动作做示范，幼儿学习礼貌表达，促进社会性发展。
		学习“对不起”“没关系”。	在学习“你好”“谢谢”“再见”的基础上，练习“对不起”“没关系”。
		勇敢说“不”。	会用动作或语言自主表达。
		“你笑起来真好看”。	能简单表达自我需求和情绪。
	会安慰	模仿大人安慰他人。	给幼儿准备仿真娃娃，设立故事情节，引导幼儿安慰哭泣的娃娃，培养幼儿的同情心、同理心。
	学交往	“来我家做客”。	引导幼儿用迷你家具、食物等招待“客人”，注意礼貌用语的引导，给幼儿互换角色后再玩游戏。
		“我的小伙伴”。	带幼儿认识别的小伙伴，指导用语：“她是圆圆，她是女孩子”，引导幼儿相互握手。
	学整理	叠毛巾、收玩具、离开凳子时收凳子。	以游戏的方式设计活动，培养幼儿乐意参加简单劳动的意识，培养爱收拾整理的好习惯。

信息页

表 5－2－7　25～36 月龄幼儿社会适应健康教育活动架构

关键能力发展水平	主题	活动举例	指导要点
1. 知道自己与别人的区别，知道自己擅长做什么； 2. 能用仿真娃娃扮演各类角色； 3. 能按指令做事情； 4. 愿意做简单的力所能及的事情； 5. 学习简单的游戏与规则； 6. 对熟悉的环境有基本的认知。	我自己	“男孩、女孩”	引导幼儿认识自己的性别，能区分男孩和女孩，知道应该分开上厕所，发展性别意识。
		“我有什么不一样”。	引导幼儿说说自己的长处或者跟别人不一样的地方，知道自己是最棒的，认可自我，发展自我意识。
		贴标记。	引导幼儿给自己的所属物品（水杯、帽子等）贴上自己的标记，可以是姓名或者幼儿喜欢的图案等。
	我可以	会用肥皂洗手；会收玩具；会扔垃圾；会剥橘子和香蕉；会拉拉链、系扣子；会折裤子、衣服；会擦桌子、扫地、浇花。	以游戏的方式开展各项活动，培养幼儿讲卫生和自我服务的意识，循序渐进，关注婴幼儿的个体差异。
		学刷牙、学穿鞋。	给每个幼儿准备一个指套牙刷，模仿刷牙的动作用清水清洁牙齿；给幼儿准备不系带、易穿脱的鞋子。
	我可以	学用手纸。	把一个玩具娃娃放在便盆上，让幼儿扮演家长，用手纸替娃娃擦屁股。告诉幼儿把手纸折叠擦拭一下，再把擦过的一面叠入里面，然后再折叠，再擦一遍，把用过的手纸扔到纸篓里，再拿另一张手纸用同样方法再擦，最后替娃娃穿好裤子。
	我知道	熟悉日常生活用品；知道家庭成员的称呼。	了解常见盥洗用品、厨房用品等，知道物品的用途及使用注意事项；了解家庭成员的称呼。
		常见的交通工具的名称和用途、常见的节日等。	可开展看图片说职业等活动，提升幼儿对社会环境的认知。
	我会说	介绍我的家、介绍自己、说出自己的需求。	开展活动让幼儿练习介绍自己及家人的基本信息。
	我不闹	讲故事或绘本，阅读《我不闹》。	讲故事或绘本，阅读相关内容，提升幼儿积极情绪的表达能力。
	我喜欢	“幼儿园真好玩”。	促进托班与幼儿园的衔接。
	学规则	“石头、剪刀、布”。	培养幼儿懂得游戏规则。教师在两个幼儿抢玩具时，可用这个游戏让幼儿决定谁先玩，解决幼儿的矛盾。
	学交往	“来我家做客”；使用交往语言；学会排队、轮流。	引导幼儿用迷你家具、食物等招待“客人”，注意礼貌用语的引导，给幼儿互换角色后再玩游戏。
	学帮助	协助教师拿取教具或生活用品；小朋友跌倒后，帮助扶起来；有同情心，团结友爱。	用排班的方式，每天或每个活动轮流安排一位幼儿做教师的小助手，培养幼儿的协作意识。
	学合作	抬椅子、玩过家家。	每两位幼儿共同合作将一把椅子抬到活动区；引导幼儿进行简单的合作游戏。
	学整理	送玩具回家、会整理碗筷。	引导幼儿活动结束后将玩教具放回原处，餐后将餐具放到餐具回收处。

信息页

（四）婴幼儿社会适应健康教育活动的方法

婴幼儿社会适应健康教育活动的方法是为了促进婴幼儿实现社会性的发展，获得良好的适应社会能力而在教育活动中运用的方式和手段的总称，主要有言语法、榜样示范法、行为练习法、移情训练法和角色扮演法等（见表 5－2－8）。

表 5－2－8　婴幼儿社会适应健康教育活动的方法

具体方法	方法的运用	教师指导关键点	运用举例
言语法	通过讲解、谈话、讨论等方式使婴幼儿获得社会性发展。	引导、沟通、鼓励	阅读绘本《猜猜我有多爱你》时，引导幼儿讨论“什么是爱”。
榜样示范法	用好思想、好品德、好行为去影响和教育婴幼儿，使其形成良好的社会品质。	同龄幼儿、教师言行、社会榜样	教师早晨热情地跟婴幼儿打招呼，离园时微笑说“再见”，婴幼儿也愉快地给予回应。
行为练习法	引导婴幼儿反复练习、实践，形成良好的社会行为习惯。	循序渐进、日常练习、持之以恒	引导婴幼儿养成饭前洗手、收纳玩具的行为习惯。
移情训练法	通过讲故事、情境表演、生活情绪体验等引导婴幼儿站在他人的立场思考问题，使婴幼儿理解他人的情绪情感。	感染力、换位思考	给婴幼儿讲两个小朋友争抢玩具，但最终又和好的故事。
角色扮演法	婴幼儿通过扮演实际生活中的其他角色，获得角色所需要的经验和行为习惯。	创设情境、尊重选择	婴幼儿扮演医生给病人看病。

二、婴幼儿社会适应健康教育活动实施

婴幼儿社会适应健康教育活动在实施过程中，应充分尊重婴幼儿的主体性及个性的发展，坚持正面教育，为家庭提供教育指导以保持教育的一致性，充分促进婴幼儿社会适应的发展（见表 5－2－9）。

表 5－2－9　婴幼儿社会适应健康教育活动实施的策略及方法

策略及方法	简述要点	运用举例
尊重婴幼儿的主体性及个性的发展	注意强调婴幼儿学习的主观能动性，并促进婴幼儿个性的发展。	鼓励婴幼儿做力所能及的事情，比如在进餐前发勺子、分碗等。
坚持正面教育	以鼓励、引导、疏导为主，从积极的方面对婴幼儿进行教育，言传身教，树立正面榜样。	婴幼儿犯错时不要一味指责，而应该引导其采取正确的做法。
保持教育的一致性	托育机构为家庭教育提供指导，加强与家长的沟通、协作。	今天在托育机构学习了如何叠裤子，教师在微信群建议家长鼓励婴幼儿在家自己叠裤子。

考核页

婴幼儿社会适应健康教育活动设计与实施考核页

评价反馈情况填写在表 5-2-10 中。

表 5-2-10 评价反馈表

序号	评价项目	评分标准	满分	评价			综合得分
				自评	互评	师评	
1	阅读知识量	1. 主动获取知识的态度 2. 获取知识的数量 3. 获取知识的实用性	30				
2	工作页上任务的理解及完成情况	1. 书写的准确性 2. 完成的态度 3. 完成的内容	60				
3	计划、组织、协调的能力	计划、组织、协调的能力	10				

任务三　婴幼儿社会适应健康教育活动案例分析

学习情境描述

某托育机构转来几名25～36月龄的幼儿，分在了新入职的小王的班上。这几名幼儿总是抢玩具，经常闹得不可开交，严重影响了班上其他幼儿。小王采用了很多方法，软硬兼施，但都不起作用，她为此特别苦恼。

你能用婴幼儿社会适应的相关理论对上述案例进行解读吗？假设你是一名托育机构的教养者，请设计一个能有效提升婴幼儿规则意识、引导婴幼儿正确解决争抢问题的活动方案并组织实施。

任务学习目标

1. 掌握婴幼儿社会适应健康教育活动设计的方法及撰写方案的要点；掌握婴幼儿社会适应健康教育活动组织实施的策略及方法。

2. 能够设计婴幼儿社会适应健康教育活动及撰写活动方案；能够根据活动设计方案有效组织实施婴幼儿社会适应健康教育活动。

3. 培养有效实施任务的能力。

任务单

婴幼儿社会适应健康教育活动案例分析任务单
任务描述：
托育机构的社会适应健康教育活动有明确的主题、目标、内容和详细实施步骤，比较有针对性且效率较高。本次课通过对具体案例进行分析，清晰地呈现婴幼儿社会适应健康教育活动组织的流程及实施策略，要求完成两项任务：一是分别完成 7 ～ 12 月龄、13 ～ 24 月龄、25 ～ 36 月龄婴幼儿的社会适应健康教育活动设计方案；二是根据设计方案模拟组织实施活动。
任务要求：
1. 活动方案主题明确，活动目标符合不同月龄婴幼儿的发展水平，方法得当，书写表达流畅。 2. 活动实施准备充分、环节紧凑、互动良好，能有效达成活动目标，体现有效实施任务的能力。
任务考核：
1. 能够运用所学理论知识完成婴幼儿社会适应健康教育活动设计方案的撰写。 2. 能够根据活动方案有效组织实施活动，提升婴幼儿社会适应能力。

工作页

婴幼儿社会适应健康教育活动案例分析工作页

一、任务分组

任务分组情况按表 5-3-1 填写。

表 5-3-1　学生任务分组表

班级		组号		指导教师	
组长		学号			
组员	姓名		学号		
	姓名		学号		
	姓名		学号		
	姓名		学号		
任务分工					

二、明确任务

1. 本次课的学习意义：________________

____

2. 要达到的要求：________________

____

3. 培养的能力：________________

____

三、制订计划

可以按照表 5-3-2 填写计划，也可以根据自己的实际情况制订计划。

表 5-3-2　计划表

工作内容	
工作程序	
工作分工	
工作进度	

工作页

四、获取信息	
1. 讨论并总结归纳婴幼儿社会适应发展的阶段特点，并以图表的形式加以呈现。 2. 婴幼儿社会适应健康教育活动设计方案的结构有哪些？ 3. 婴幼儿社会适应健康教育活动设计方案每个部分的撰写要点有哪些？ 4. 归纳总结婴幼儿社会适应健康教育活动组织实施的要点。	
五、工作实施	
1. 根据婴幼儿社会适应的发展阶段特点，设计并撰写一份婴幼儿社会适应健康教育活动的实施方案。 2. 以小组为单位，模拟实施一次婴幼儿社会适应健康教育活动。	
六、过程检查	
将婴幼儿社会适应健康教育活动设计方案与模拟组织实施活动的现场实录进行比对，找出不足，提出改进意见。	
意见与反馈：	

信息页

婴幼儿社会适应健康教育活动案例分析信息页

一、7～12 月龄婴儿社会适应健康教育活动案例分析

案例详见表 5－3－3。

表 5－3－3　7～12 月龄婴儿社会适应健康教育活动案例

活动要素	活动内容	操作要点
活动名称	请把小球放进去	活动名称体现活动的主要内容。
设计意图	7～12 月龄婴儿能模仿成人的动作、服从简单的指令。为了更好地促进婴儿社会行为能力的提升，本次活动主要通过教师示范、手把手教的方式，训练婴儿理解指令并模仿动作的能力。	本活动设计以 7～12 月龄婴儿社会行为发展水平为依据，通过教师示范引导、婴儿观察模仿来提升婴儿社会行为能力，实现婴儿社会适应的发展。
活动目标	知识目标：能根据情境理解“放进去”。 技能目标：能模仿教师将小球放进筐内。 情感目标：能表现愉悦的情绪。	目标行为主体主要着眼于婴儿；目标主语表述前后要一致；目标制定要符合婴儿身心发展规律。
活动重难点	本次活动的重点是训练婴儿根据指令放物品的意识。难点是婴儿通过成功放小球能表现愉悦的情绪。	活动重点主要通过教师的示范、婴儿的重复模仿来完成。难点主要通过教师的积极鼓励和赞赏来突破。
活动方法及途径	本次活动主要采用榜样示范、行为练习等方法组织实施。	在运用榜样示范和行为练习时与游戏相结合，让婴儿在玩中学。
活动准备	1. 若干玩具小球，放置在筐的旁边 2. 装小球的筐 3. 轻松舒缓的音乐	玩具小球的大小和材质应以能够让婴儿轻松拿起为宜；筐的高度应不高于婴儿的胸部，以便婴儿能看到自己“放”的成果。
活动过程	1. 导入部分 看一看——教师做示范，婴儿观察。 教师一边说“我把小球放进去”，一边拿起小球给婴儿展示后缓缓放进筐内，并重复三次。 2. 展开部分 做一做——婴儿放小球。 让婴儿围坐在筐的周围，教师一边说“请把小球放进去”，一边轮流轻轻拉着婴儿的手将小球放进筐内，并重复操作。婴儿每完成一次放小球，教师都要开心地表扬：“你真棒！” 3. 结束部分 玩一玩——婴儿自由玩小球。 给婴儿自由玩小球的时间，活动结束时，再一次引导婴儿将小球放进筐内。	1. 导入部分要点 教师的“说”应配合放小球动作的节奏，帮助婴儿理解“放进去”的指令。 2. 展开部分要点 （1）婴儿的数量以 2～3 名为宜，小月龄的婴儿需要较多引导。 （2）鼓励婴儿自己放小球，不能独立完成的婴儿再由教师协助放小球。 3. 结束部分要点 婴儿自由玩耍时，可引导婴儿将小球递给同伴或教师，为培养婴儿的交往能力做准备。

续表

活动要素	活动内容	操作要点
活动延伸	日常各项活动结束时，请婴儿一起将玩具放进收纳筐中。	日常活动中在保障安全的情况下，尽量让婴儿做力所能及的事情，培养其生活自理的意识和能力。
活动反思	本次活动针对 7～12 月龄婴儿发展的水平和需要，设计了婴儿听指令放物品的训练，既注重引导婴儿理解动作，也重视婴儿完成任务后成功的情绪体验，并关注其自由活动的需要。	婴儿发展水平有差异，应根据婴儿个体的最近发展区灵活调整活动难度。

二、13～24 月龄幼儿社会适应健康教育活动案例分析

案例详见表 5－3－4。

表 5－3－4　13～24 月龄幼儿社会适应健康教育活动案例

活动要素	活动内容	操作要点
活动名称	我们轮流盖房子	活动名称体现活动的主要内容且有趣。
设计意图	13～24 月龄幼儿已能分辨基本颜色、能进行简单的垒高积木。为了促进幼儿感知规则和合作，本次活动以模仿教师轮流盖房子的游戏方式实现幼儿规则意识的提升，并体验合作带来的快乐，让幼儿更好地融入集体生活。	本活动设计以 13～24 月龄幼儿社会行为发展特点和发展水平为依据，引导幼儿观察轮流行为并模仿，在规则游戏的体验中体会合作带来的快乐，实现幼儿社会适应的发展。
活动目标	知识目标：初步感知轮流的规则。 技能目标：能模仿教师用积木轮流盖房子。 情感目标：体验合作带来的快乐。	幼儿的发展水平不一，对于活动目标的实现程度要依据幼儿自身的发展水平做灵活调整。
活动重难点	本次活动的重点是让幼儿体验合作带来的快乐，从而提升合作意识。难点是引导幼儿感知轮流的概念。	活动重点主要通过教师营造开心的氛围、幼儿合作搭建来完成。难点主要通过教师引导幼儿模仿用颜色相间的积木搭建的行为来突破。
活动方法及途径	本次活动主要采用榜样示范、行为练习等方法组织实施。	在运用榜样示范和行为练习时与游戏相结合，让幼儿在玩中学。
活动准备	1. 不同颜色的积木若干 2. 已完成搭建的积木图片	图片中的积木房子应有两种颜色的有序叠加，以便幼儿理解轮流的概念；房子的造型简单易搭，以便于幼儿模仿。

信息页

续表

活动要素	活动内容	操作要点
活动过程	1. 导入部分 看一看——教师演示，幼儿观看。 （1）播放准备好的颜色相间的积木房子的图片。 （2）选择造型简单的一组图片，由两位教师完成现场搭建。 2. 展开部分 做一做——根据图片完成搭建。 （1）每位幼儿选择一种自己喜欢的颜色的积木，每两名幼儿一组。 （2）教师引导每组幼儿轮流依次放置积木。 3. 结束部分 我们的作品——合照。 （1）邀请每组幼儿与完成的作品一起合照；将合照投放于屏幕上，大家一起欣赏完成的作品，体验成功的快乐。 （2）教师总结："小朋友们今天搭的房子颜色特别好看，而且小朋友们还学会了轮流搭建，一起合作完成，真是太棒啦！"	1. 导入部分要点 （1）准备展示图片造型可以多一些，引发幼儿搭建的欲望，用于模仿的图片造型应简单一些。 （2）教师进行搭建时，应一边搭建一边说明"现在到我啦，我来搭这一层……""我搭完，你来搭……"，加深幼儿对轮流规则的理解。 2. 展开部分要点 （1）教师应手把手帮助不能理解规则的幼儿进行搭建，再逐步由幼儿自主完成作品。 （2）完成的搭建造型可以跟图片不一样，教师应鼓励幼儿在轮流的规则下进行自己的创造，鼓励创新。 3. 结束部分要点 合照的目的是让幼儿看到与小伙伴共同搭建完成的作品，体验轮流合作成功完成作品带来的快乐，再由教师总结以实现规则意识的提升，切勿忽视幼儿自身的体验。
活动延伸	请家长和幼儿在家完成一次"轮流"的小游戏。	以家园共育的方式，巩固幼儿"轮流"的规则意识，促进亲子互动。
活动反思	本次活动引导幼儿模仿教师的轮流行为来提升幼儿对于轮流规则的理解。以颜色相间的积木拼搭方式来引导控制幼儿的"轮流"行为，两人一组的形式促进了幼儿合作意识的提升。	轮流规则和合作意识应体现在幼儿一日生活的方方面面，教师应用潜移默化的方式提升幼儿对规则和合作的理解。

三、25～36月龄幼儿社会适应健康教育活动案例分析

案例详见表5-3-5。

表5-3-5　25～36月龄幼儿社会适应健康教育活动案例

活动要素	活动内容	操作要点
活动名称	懂礼貌，人人夸	活动名称表述要完整，直击主题。
设计意图	25～36月龄幼儿在被成人夸奖时，会产生积极的情绪体验。本活动通过创设故事情境、角色扮演的方式让幼儿在愉快的情境游戏中学习礼貌用语，在与同伴和教师的积极互动中逐渐产生礼貌待人的意识，并延伸至日常生活中，强化礼貌待人的行为习惯。学会简单的交往技能，能让幼儿在良好的人际交往中获得积极的情绪情感。	本活动设计以25～36月龄幼儿情绪发展特点和社会适应发展水平为依据，运用幼儿喜欢的故事和角色扮演的方式实现活动目的，最终实现幼儿社会适应的发展。

信息页

续表

活动要素	活动内容	操作要点
活动目标	知识目标：知道打招呼、道谢是一种礼貌的行为。 技能目标：学会说礼貌用语；掌握点头、招手等礼貌动作。 情感目标：愿意主动与人打招呼，培养礼貌待人的意识。	活动目标的制定既要面向全体，又要适应个别需要。会说“你好、早上好、谢谢、再见”是最低标准，能力比较强的幼儿可以适当增加其他情境的礼貌表达。
活动重难点	本次活动的重点是帮助幼儿掌握礼貌用语和动作。难点是培养幼儿礼貌待人的意识。	活动重点主要通过故事情节的引导补充来完成。难点主要通过幼儿体会礼貌往来的愉悦感及教师的赞赏和鼓励来突破。
活动方法及途径	本次活动主要采用问答、讨论等方式，并通过角色扮演的教育活动来加以组织实施。	在运用问答、讨论及角色扮演法时都应注意尊重幼儿的自主性和创造性。礼貌待人不仅要在教育活动中开展，还应运用在一日生活的方方面面。
活动准备	1. 物质准备 故事图卡、《找朋友》儿歌视频、卡通头饰。 2. 经验准备 幼儿入园时，教师们都会说“早上好”，离园时都会说“再见”等。	准备的故事图卡应简洁易懂。教师应做好榜样，在工作及生活中使用礼貌用语。
活动过程	1. 导入部分 唱一唱——《找朋友》儿歌视频导入。 教师播放儿歌，一边唱一边引导幼儿跟着儿歌做握手、敬礼、再见的动作。 2. 展开部分 说一说——教师出示故事图片，以故事为主线引导幼儿说出礼貌用语、做出礼貌动作。 （1）小熊去找好朋友小兔，见面第一句话要说什么呀？应该怎么做呀？ （2）小兔给小熊带了美味的早餐，小熊应该说什么呀？ （3）它们去游乐场的路上遇到了熊猫妈妈，应该怎么做呀？ （4）结束了一天的游玩，小熊和小兔都要回家了，它们应该跟对方说什么呀？ 教师归纳总结：见面要说“你好、早上好（招手）”；感激要说“谢谢（点头）”；分离要说“再见（摇手）”。 3. 结束部分 演一演——请幼儿分别扮演小兔和小熊表演故事部分情节，教师做好引导。	1. 导入部分要点 以轻松、愉快的儿歌导入，吸引幼儿的注意力，引导幼儿模仿礼貌用语及动作。 2. 展开部分要点 （1）教师叙述故事应绘声绘色，将幼儿带入故事情境。 （2）语速适中、适当停顿，多给幼儿主动说的机会。礼貌用语不必统一，应尊重幼儿创造性的表达。 （3）幼儿回答问题时，教师注意维持活动纪律，引导其他幼儿尊重正在说话的幼儿。 （4）应及时给予幼儿赞赏和鼓励。 3. 结束部分要点 迁移经验，让幼儿在故事情境中习得经验，并体会到礼貌往来的愉悦感。尽可能让每一名幼儿都参与到表演中来，以增进幼儿的游戏体验，过程中应引导及鼓励幼儿表达，增强其主动表达的自信。
活动延伸	鼓励幼儿在生活中多使用礼貌用语和动作。	社会适应教育本身就具有生活化的特点，应在生活中实践运用。
活动反思	本次活动针对 25 ～ 36 月龄的幼儿社会性发展的特点和水平，设计了日常礼貌用语及礼貌动作的指导，并让幼儿在故事表演中巩固经验。此外，还将活动延伸到了日常生活中，让幼儿在与教师和同伴的互动中养成礼貌待人的好习惯，教师和家长的榜样影响也很重要。	本次活动内容在日常生活中的运用是关键，礼貌待人的行为养成需要长期的、反复的练习，从而内化为习惯。

考核页

婴幼儿社会适应健康教育活动案例分析考核页

评价反馈情况填写在表 5-3-6 中。

表 5-3-6　评价反馈表

序号	评价项目	评分标准	满分	评价			综合得分
				自评	互评	师评	
1	阅读知识量	1. 主动获取知识的态度 2. 获取知识的数量 3. 获取知识的实用性	30				
2	工作页上任务的理解及完成情况	1. 书写的准确性 2. 完成的态度 3. 完成的内容	60				
3	有效实施任务的能力	有效实施任务的能力	10				

价值引领

国务院办公厅发布《关于促进 3 岁以下婴幼儿照护服务发展的指导意见》（以下简称《意见》），为解决婴幼儿照护问题提供政策保障。

《意见》强调，发展婴幼儿照护服务的重点是为家庭提供科学养育指导，并对确有照护困难的家庭或婴幼儿提供必要的服务。将婴幼儿照护服务纳入经济社会发展规划，强化政策引导和统筹引领，优先支持普惠性婴幼儿照护服务机构。按照儿童优先的原则，最大限度地保护婴幼儿，确保婴幼儿的安全和健康。到 2020 年，婴幼儿照护服务的政策法规体系和标准规范体系初步建立，建成一批具有示范效应的婴幼儿照护服务机构，婴幼儿照护服务水平有所提升，人民群众的婴幼儿照护服务需求得到初步满足。到 2025 年，婴幼儿照护服务的政策法规体系和标准规范体系基本健全，多元化、多样化、覆盖城乡的婴幼儿照护服务体系基本形成，婴幼儿照护服务水平明显提升，人民群众的婴幼儿照护服务需求得到进一步满足。

《意见》提出了三方面的任务举措：一是加强对家庭婴幼儿照护的支持和指导。全面落实产假政策，支持脱产照护婴幼儿的父母重返工作岗位，加强对家庭的婴幼儿早期发展指导。二是加大对社区婴幼儿照护服务的支持力度。注重发挥城乡社区公共服务设施的婴幼儿照护服务功能，支持和引导社会力量依托社区提供婴幼儿照护服务。三是规范发展多种形式的婴幼儿照护服务机构。地方各级政府要新建、扩建、改建一批婴幼儿照护服务机构和设施。支持用人单位以单独或联合相关单位共同举办的方式，在工作场所为职工提供福利性婴幼儿照护服务，有条件的可向附近居民开放。鼓励支持有条件的幼儿园开设托班，招收 2 ～ 3 岁的幼儿。

资料来源：国务院办公厅关于促进 3 岁以下婴幼儿照护服务发展的指导意见.（2019-04-17）[2021-09-15]. http://www.gov.cn/zhengce/content/2019-05/09/content_5389983.htm.

思考：请结合岗位需求，谈谈如何提升婴幼儿照护服务水平，如何践行托育服务行业的职业精神、职业规范和职业责任感。

项目小结

本项目以托育机构婴幼儿社会适应健康教育活动的设计需求为任务导向，重点介绍如何进行婴幼儿社会适应健康教育活动设计并组织实施，旨在引导学生建立系统的婴幼儿社会适应健康教育活动的知识体系，在团队协作中完成活动方案的设计并开展实施，全面提升学生的岗位综合能力。

项目拓展

1. 婴幼儿社会适应健康教育活动对婴幼儿的全面发展有什么作用？

2. 请在婴幼儿社会适应健康教育活动实施后，对整个活动进行总结（主要从岗位知识、岗位技能和综合素质方面进行总结）。

项目六

婴幼儿健康教育活动评价

学习目标

知识目标

1. 理解婴幼儿健康教育活动设计评价、实施评价、效果评价的内涵。

2. 明确婴幼儿健康教育活动设计评价、实施评价、效果评价的具体内容。

3. 掌握婴幼儿健康教育活动设计评价、实施评价、效果评价的指标设计方法、评价流程及评价报告撰写要点。

能力目标

1. 能够运用相关理论及方法对婴幼儿健康教育活动设计、实施及效果进行评价工作。

2. 能够撰写相关评价报告。

价值目标

1. 培养改革创新意识。

2. 培养反思意识。

3. 坚守教育初心，弘扬以改革创新为核心的时代精神，以改革创新推动婴幼儿教育事业的发展。

知识导图

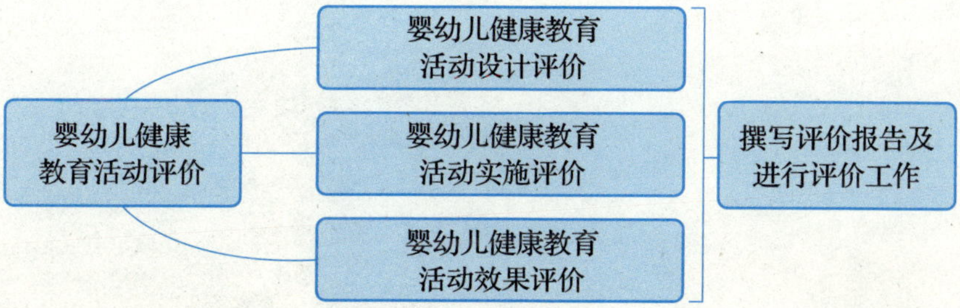

学习任务

任务一 婴幼儿健康教育活动设计评价

学习情境描述

某托育机构为了提升教养者的教育教学能力，更好地服务于婴幼儿，促进其健康成长，开发其内在的潜能，现决定对全体教养者进行一次教育活动设计比赛，评出优秀的设计并给予奖励和示范。

请你用相关知识制定一套合理的评价方案，进行评价并撰写相应的评价报告。

任务学习目标

1. 理解婴幼儿健康教育活动设计评价的内涵及作用；明确婴幼儿健康教育活动设计评价的原则；掌握婴幼儿健康教育活动设计评价的方法及撰写评价报告的相关要点。

2. 能够对婴幼儿健康教育活动设计进行客观评价；能够撰写相应的评价报告。

3. 培养良好的理解力、执行力。

任务单

婴幼儿健康教育活动设计评价任务单
任务描述：
婴幼儿健康教育活动设计评价是婴幼儿健康教育活动实施的基础。由于活动尚未实施，缺乏可观察的外在行为标准，因此一般采用经验分析法等评价方法。本次课要完成两个任务：一是针对婴幼儿健康教育活动设计的不同内容设计出相应的评价指标并进行评价；二是撰写相关评价报告。
任务要求：
1. 选择评价指标要体现婴幼儿教育活动设计的原则，重点突出，目的明确。 2. 对婴幼儿健康教育活动设计进行评价时要体现其相关的理论支撑，并对相关理论要有较好的理解。 3. 撰写的评价报告要准确、客观、有现实意义。
任务考核：
1. 对婴幼儿健康教育活动设计进行评价。 2. 撰写评价报告。

任务单

工作页

婴幼儿健康教育活动设计评价工作页

一、任务分组

任务分组情况按表 6－1－1 填写。

表 6－1－1　学生任务分组表

<table>
<tr><td>班级</td><td></td><td>组号</td><td></td><td>指导教师</td><td></td></tr>
<tr><td>组长</td><td></td><td>学号</td><td colspan="3"></td></tr>
<tr><td rowspan="4">组员</td><td>姓名</td><td></td><td>学号</td><td colspan="2"></td></tr>
<tr><td>姓名</td><td></td><td>学号</td><td colspan="2"></td></tr>
<tr><td>姓名</td><td></td><td>学号</td><td colspan="2"></td></tr>
<tr><td>姓名</td><td></td><td>学号</td><td colspan="2"></td></tr>
<tr><td>任务分工</td><td colspan="5"></td></tr>
</table>

二、明确任务

1. 本次课的学习意义：____

____

2. 要达到的要求：____

____

3. 培养的能力：____

____

三、制订计划

可以按照表 6－1－2 填写计划，也可以根据自己的实际情况制订计划。

表 6－1－2　计划表

工作内容	
工作程序	
工作分工	
工作进度	

四、获取信息

1. 讨论婴幼儿健康教育活动设计评价的内涵及作用。

2. 讨论选取评价指标的原则。

3. 为保证评价工作客观、有效，应采用什么方法进行评价？

五、工作实施

1. 设计及选取相关评价指标，编制婴幼儿健康教育活动设计评价表，指标要细化到二级以上。

2. 选取一份婴幼儿健康教育活动设计方案进行评价，撰写评价报告。

六、过程检查

分析评价报告，与评价的重点进行比对，必要时可以还原活动设计方案，预设改进的效果，进行分享，再提出改进意见，反复修改评价报告。

意见与反馈：	

信息页

婴幼儿健康教育活动设计评价信息页

一、婴幼儿健康教育活动设计评价的内涵及作用

婴幼儿健康教育活动设计主要是托育机构教养者为达到一定的教学目标，对教学活动进行系统规划、合理安排与决策，具有指导性、统整性、操作性、预演性、控制性、创造性等特征，是婴幼儿健康教育活动实施的基础保障。婴幼儿健康教育活动设计评价主要是依据一定的标准对活动设计方案进行的价值判断。

婴幼儿健康教育活动设计评价具有诊断、揭示、改进、激励的作用（见表 6-1-3）。

表 6-1-3　婴幼儿健康教育活动设计评价的作用

作用	简述要点	具体实例
诊断	诊断就像医生看病一样，通过评价，不仅可以指出现状和了解差异，还能够指出造成现状和产生差异的原因，保证活动顺利实施。	例如：对 4～6 月龄的婴儿进行“逗引发声训练”，活动适宜的时间为 5 分钟左右，这些都应该在设计的方案中有所体现，否则将直接影响实施的效果。
揭示	通过对活动方案的评价，可以呈现出教养者的教学水平，发现存在的问题。	例如：对 4～6 月龄的婴儿进行“逗引发声训练”，活动适宜的时间为 5 分钟左右，可以通过评价活动方案揭示教养者安排活动时间的适宜性。
改进	通过评价可以使管理层、教育研究者和教养者发现问题，及时改进问题，积极探索不同教育模式的价值和优势，避免或少走弯路。	例如：在对 13～15 月龄的幼儿进行“拧一拧，盖一盖”活动中，通过对活动方案的评价，可以提出一些更好的游戏训练形式，来满足幼儿的多方面的需求。
激励	通过评价，让教养者发现差距和努力完善的方向，有效激励其快速成长，提高教育教学能力水平。	通过评价确定等级等多方手段，激励教养者及时提高自身教育教学水平，形成自己的优势。

二、婴幼儿健康教育活动设计评价的原则及方法

（一）婴幼儿健康教育活动设计评价的原则

婴幼儿健康教育活动设计评价要遵循一定的原则，有针对性地设计评价指标。其具体的原则有以下几个方面：

1. 教育活动的设计理念要能够体现教养者正确的儿童观

设计的理念是活动设计的指导思想，起着关键性作用。同样的行为由于背后的教育理念不同，在教育效果上可能会有很大的差距。因此，在评价教育活动设计时

要关注其所持有的设计理念是否能够体现正确的儿童观、教育观，是否真正做到尊重婴幼儿、以婴幼儿为主体，能否与婴幼儿开展合作学习，等等。

2. 教育活动的目标设计要体现全面性与层次性

全面性包括两个方面：一方面是活动主题的教育价值要全面，既能体现知识与技能，还要有情感方面的预设考虑；另一方面是实现途径要全面，即活动预设的目标不仅可以通过教养者的教学活动实现，还可以通过游戏、日常生活、家园共育完成。教育目标涵盖内容的全面性是首先要关注的问题。层次性主要是指依据婴幼儿发展的阶段性和持续性，目标设计既能满足当下婴幼儿发展的需要，又能促进其持续获得学习经验，在设计目标时要体现出层层递进、螺旋上升的层次性。

3. 教育活动的内容选择要适合婴幼儿的发展

内容的选择要符合婴幼儿现有的水平，又具有一定的挑战性；既要符合婴幼儿的现实需要，又有利于其长远发展；既迎合婴幼儿的兴趣，又有助于拓展婴幼儿的经验和视野，等等。

4. 教育资源的利用要能够满足婴幼儿探究的需要

教育资源包括人力、物力、财力等物质因素，以及保证这些因素发挥作用的政策、制度、环境等条件。对教育资源的利用要能激发和调动婴幼儿参与活动的兴趣，满足其主动探究的愿望；对教育资源的利用要贴近婴幼儿的生活，丰富和拓展其生活经验，要为婴幼儿提供亲身感受、体验的机会，等等。

（二）婴幼儿健康教育活动设计评价的方法

由于婴幼儿健康教育活动设计尚未实施，缺乏有效的外在行为标准，所以一般采用经验分析法、多指标对比法、专家咨询法等评价方法。

1. 经验分析法

经验分析法也称因素分析法，是一种定性分析的方法，主要是凭借专家的经验和智慧，对实施效果有影响的各个因素进行分析，从而确定方案优劣的一种方法。

2. 多指标对比法

主要是选择一组适用的指标体系，将对比活动方案的指标列出，然后一一进行对比分析，根据指标值的高低分析判断方案的优劣。此种方法的关键是确定适宜的指标，形成较为科学、有参照性的指标体系。

3. 专家咨询法

专家咨询法又称为德尔菲法，其主要流程是对所要评价的问题、方案先征得各位专家的意见之后，进行整理、归纳、统计，再匿名反馈给各位专家，再次征求意见，再集中，再反馈，直至得到一致的意见。专家咨询法利用函询形式进行集体匿名思想交流，具有匿名性、多次反馈、小组统计回答等特点，最后得出的结论一般较为公平、合理，体现着专家集体的意见。

这里只介绍了几种比较常用的活动设计评价方法，每种评价方法都有各自的优缺点及适用范围，对婴幼儿健康教育活动设计的评价可以结合其自身特点采用一种或几种常用的方法进行综合评价。

三、婴幼儿健康教育活动设计评价的指标

进行婴幼儿健康教育活动设计评价的前提是建立评价指标，设计指标体系。指标体系的科学性直接决定着评价方案的水平，决定着评价结果的可信度和有效性。

（一）设计指标体系的方法①

1. 目标分解法

目标分解法是指将评价目标逐层分解，形成能准确地反映评价目标的实质和结构、可以直接作为评价准则的指标体系。一般可以设计一级目标，一级目标下设几个二级目标，二级目标再下设几个三级目标，逐层分解，直到对具体行为可操作、可观察。

2. 典型解剖法

典型解剖法是指对少数典型对象的特征加以系统研究，找出共同特征，并以此作为确定这一目标内容的评价指标。

3. 工作结构分解法

工作结构分解法主要以交付成果为导向对具体工作结构进行分解，它归纳和定义了具体工作范围，每分解一层代表对工作结构的更详细定义。

（二）评价指标的构建思路

1. 确立评价要素

确立评价要素可以从几个方面入手：一是从评价的目标上手；二是从评价的内容入手；三是从评价的结构入手。

2. 草拟指标体系

针对确立的评价要素逐级分层设计具体评价指标。

3. 筛选和修订评价指标

可以采用个人经验法、集体经验法、调查统计法等筛选和修订草拟的评价指标。

4. 分配权重

权重是一个相对的概念，是针对某一指标而言，某一指标的权重是指该指标在整体评价中的相对重要程度。

---

① 杨竞楠. 幼儿园教育评价. 长春：东北师范大学出版社，2014.

5. 制定评价标准

标准是衡量事物的准则，要与评价要素保持一致，易于操作、方便考核。

下面以目标分解法为例，对婴幼儿健康教育活动的目标设计评价进行举例说明（见表 6－1－4）。假设活动中的目标设计评价占整个活动设计评价的 10%。

表 6－1－4 婴幼儿健康教育活动目标设计评价指标体系

评价对象	一级指标		二级指标		最终权重（%）	评价标准		分数
	指标	权重（%）	指标	权重（%）		因素说明	等级得分	
活动目标（10%）	知识目标	3	目标适宜性	60	1.8	（1）根据本班婴幼儿知识发展水平，确立知识目标。 （2）目标的确立能帮助婴幼儿扩大视野、增长知识、发展智力。	A：完全做到（100 分） B：基本做到（95 分） C：可以实现部分（70 分） D：基本未做到（50 分）	
			目标完整度	40	1.2	（1）确立的目标体现教育计划的稳步实施。 （2）确立的目标体现知识体系的完整性。		
	技能目标	4	目标可行性	50	2	（1）根据婴幼儿实际发展水平，设立相应的能力目标。 （2）目标的设立能体现活动的特点，且有重点。		
			目标达成度	50	2	（1）婴幼儿的能力可以掌握目标设立的内容。 （2）目标的达成度较好。		
	情感目标	3	目标适宜性	60	1.8	（1）根据婴幼儿的情感特征，设立相应的情感目标。 （2）目标设立有助于婴幼儿的兴趣等非智力因素和良好社会情感的培养。		
			目标开放性	40	1.2	（1）设立的目标要具有开放性，可以鼓励婴幼儿自己探索。 （2）设立的目标灵活，能够体现婴幼儿的个性。		

需注意的是，表 6－1－4 里权重的确定是先将权重分配到一级指标，再将权重分配到二级指标，以此类推。具体做法是，如果把整个指标体系看作是 1，那么所有一级指标的权重之和是 1，从每一个一级指标分解出来的二级指标的权重之和也

是1，以此类推就完成了权重的制定。由此可见，随着指标体系级别的降低，其在总评价结果中的贡献度会越来越低。

四、婴幼儿健康教育活动设计评价报告①

得出评价之后，还需要撰写书面评价报告，以便反馈评价结果的信息，总结评价工作。

（一）评价报告的结构

评价报告是对评价工作的书面总结，大致的结构包含评价概述、评价背景、评价过程描述、结果及其分析、结论及建议等。

（1）评价概述应当交代此次评价的目的、内容、采用的评价标准和评价方法等信息。

（2）评价背景应当包括对评价对象基本情况的介绍。

（3）评价过程描述应当陈述评价的程序、步骤、方法。

（4）结果及其分析应当包括对评价结构的陈述和分析。

（5）结论及建议应当包括评价者对评价对象给出的评价结论、鉴定以及改进工作的相关建议等。

（二）反馈评价结果，拟定改进措施

反馈评价结果是将评价的结果反馈给评价对象，最大限度地改进活动设计工作，提升评价对象的教育教学能力。所以，反馈评价结果并不是评价工作的结束，是整个评价过程中十分重要的环节，是评价对象新的“开始”。

（三）评价工作总结，建立评价档案

评价工作总结是对本次评价工作进行一次全面系统的检查、分析和研究。评价档案是在评价工作中形成的文件材料的总和。建立档案的目的是保留在评价中直接形成的有价值的各种形式记录，同时也为其他评价工作提供参考借鉴。

信息页

① 杨竟楠. 幼儿园教育评价. 长春：东北师范大学出版社，2014.

考核页

婴幼儿健康教育活动设计评价考核页

评价反馈情况填写在表 6－1－5 中。

表 6－1－5　评价反馈表

序号	评价项目	评分标准	满分	评价			综合得分
				自评	互评	师评	
1	阅读知识量	1. 对知识的掌握 2. 阅读知识的态度	20				
2	工作页上任务的理解及完成情况	1. 书写的准确性 2. 完成的态度 3. 完成的内容	60				
3	理解力及执行力	1. 理解力 2. 执行力	20				

考核页

任务二　婴幼儿健康教育活动实施评价

学习情境描述

对婴幼儿健康教育活动实施进行评价是衡量教养者对婴幼儿实施教养质量的重要途径。评价的本身就是一个学习的过程、一个提高的过程，身为一名婴幼儿教养者应该懂得并能够对健康教育活动实施进行客观评价，这也是其自身教育教学能力的一种体现。

请你观看一段婴幼儿健康教育活动现场实录，或是到托育机构进行一次参观教学，或是同学间模拟婴幼儿健康教育活动实施，对其进行客观的评价并撰写相应的评价报告。

要求：对婴幼儿健康教育活动实施进行评价时要体现所学的相关理论及方法，指标设计要合理、客观、公正，评价报告要有现实意义。

任务学习目标

1. 理解婴幼儿健康教育活动实施评价的内涵；明确婴幼儿健康教育活动实施评价与活动设计评价的区别；掌握婴幼儿健康教育活动实施评价的内容及流程。

2. 能够对婴幼儿健康教育活动实施进行客观评价；能够撰写相应的评价报告。

3. 培养敏锐的观察力。

任务单

婴幼儿健康教育活动实施评价任务单
任务描述：
婴幼儿健康教育活动实施评价是对整个活动过程的评价，为了体现现代教学以学为中心的价值取向，对教育活动实施评价要采取“以学评教”的评价取向。本次课要完成两个任务：一是针对婴幼儿健康教育活动实施过程设计出相应的评价指标，进行评价；二是撰写相应的评价报告。
任务要求：
1. 选择的评价指标要具有适宜性且重点突出、目的明确。 2. 对婴幼儿健康教育活动实施进行评价时要体现相关的理论支撑，体现敏锐的观察力。 3. 撰写的评价报告要准确、客观、有现实意义。
任务考核：
1. 对婴幼儿健康教育活动实施进行评价。 2. 撰写评价报告。

工作页

婴幼儿健康教育活动实施评价工作页

一、任务分组

任务分组情况按表 6 - 2 - 1 填写。

表 6 - 2 - 1　学生任务分组表

班级		组号		指导教师	
组长		学号			
组员	姓名		学号		
	姓名		学号		
	姓名		学号		
	姓名		学号		
任务分工					

二、明确任务

1. 本次课的学习意义：____

____

2. 要达到的要求：____

____

3. 培养的能力：____

____

三、制订计划

可以按照表 6 - 2 - 2 填写计划，也可以根据自己的实际情况制订计划。

表 6 - 2 - 2　工作计划表

工作内容	
工作程序	
工作分工	
工作进度	

四、获取信息

1. 婴幼儿健康教育活动实施评价的内涵是什么?

2. 讨论在婴幼儿健康教育活动实施评价中选取评价指标的价值取向。

3. 为保证婴幼儿健康教育活动实施评价工作客观、有效，应采用什么方法进行评价?

五、工作实施

1. 设计及选取相关评价指标，编制婴幼儿健康教育活动实施评价表，指标要细化到二级以上。

2. 观看活动实录或是同学间组织模拟婴幼儿健康教育活动实施，对其进行评价，撰写评价报告。

六、过程检查

分析评价报告，提出改进措施，并进行存档处理。

意见与反馈:	

信息页

婴幼儿健康教育活动实施评价信息页

一、婴幼儿健康教育活动实施评价的内涵

婴幼儿健康教育活动实施的评价主要是评价教养者执行教育活动过程的情况。传统的评价从教育活动的目标、内容、方法、手段等方面进行评价，主要从教养者的角度设计评价指标，较少涉及从婴幼儿或学习行为表现的角度设计评价指标。而从有效教育活动的角度来看，教育活动实施的好坏，不能从教的行为本身去评价，而应从教与学的影响、教之下学的表现去评价，即“以学评教”。

二、婴幼儿健康教育活动实施评价与活动设计评价的区别

婴幼儿健康教育活动的实施主要是教养者开展组织实施教育活动的过程，由于活动已经实施，因此有可以观察的外在行为标准。而婴幼儿健康教育活动设计是在活动实施之前做的预案，教育活动尚未实施。由于两者在发生的时间上存在差异，因此在进行评价工作时侧重点、指标的选取略有不同。

对婴幼儿健康教育活动实施的评价更加关注以下几点：

首先，教育活动的组织形式要满足教育活动目标、内容的需要。教养者要能够选择多样化的活动形式来开展教育活动，要能够有效整合这些活动形式来达到活动目标，要能在选择活动形式时考虑到不同教育内容的特点及婴幼儿的年龄特点。

其次，教育活动的过程要能够恰当把握预设与生成的关系。当遇到没有预先计划好的情况时，也需要对突发事件及偶然情况进行灵活处理，适时生成新的活动内容。

最后，在教育活动的实施过程中要有利于婴幼儿的主动学习。[①]

三、婴幼儿健康教育活动实施评价的内容

为了体现现代教学的价值取向，对教育活动实施的评价主要采取“以学评教”的评价取向[②]，把习得行为的针对性、能动性、多样性、选择性等四个要素作为评价的基本内容。

（一）习得行为的针对性

有效的习得行为应是有针对性的学习行为。所谓有针对性的学习行为，即适宜

① 潘月娟，董莎莎. 幼儿园教育评价. 北京：高等教育出版社，2014.

② 陈佑清，陶涛. “以学评教”的课堂教学评价指标设计. 课程·教材·教法，2016，36（1）：45-52.

的学习行为。也就是说，这种行为是针对影响习得行为的基本要素的实际情况而选择设计的，符合教育活动目标实现的需要，切合所学内容的特征，并且是基于婴幼儿的自身特点的。婴幼儿的习得行为是有针对性的，这样的行为一定会产生相应的效果和效率。反之，如果婴幼儿的习得行为是缺少针对性的，即未能反映教学目标、教学内容、婴幼儿自身特点、教学条件等要素中某一个或多个要素的特性和实际，这种习得行为就会是无效的。

（二）习得行为的能动性

婴幼儿主动参与习得过程是有效教学最为重要的前提条件，其具有外部和内部的表现。从外部观察，习得的能动性代表婴幼儿的一种积极、投入、专注的状态，这种状态有外部的行为或表情出现，可以被教养者观察到；从内部心理活动来看，习得的能动性表现为婴幼儿在头脑中积极主动、全神贯注地对学习对象进行思考、加工、建构和体验，以达到消化吸收或内化，最终转化为自身的素质。

（三）习得行为的多样性

婴幼儿健康教育活动的活动目标和活动内容通常都不是单一的，而是包括不同的板块（如一个动作的训练既有动作要领、语言解释、心理构建，又有儿歌、乐曲欣赏等），活动条件也可能随着活动进程的推进发生变化等。活动目标的多面性、活动内容的多样性及活动条件的变化等，要求婴幼儿有多样性的习得行为与其适应，而不能用一成不变的习得行为去应对所有的活动目标、全部的活动内容和变化的活动条件。

（四）习得行为的选择性

每个婴幼儿都有自己的特点，即使是同样月龄的婴幼儿所表现出来的行为特征也未必是一样的。因此，应允许不同的婴幼儿采取不同的学习行为，包括不同类型和方式的行为、在不同时间采取这种行为、以不同频次或时长采取这种行为，等等。教养者只能针对婴幼儿个体差异及实际情况和需求，来安排组织实施活动，增强婴幼儿对习得行为的选择性是提高教育活动有效性的重要条件。

习得行为的针对性、能动性、多样性、选择性是相互连接的。对于有效的学习而言，习得行为的针对性是基础性的、内在的，而习得行为的能动性、多样性及选择性则是习得行为具有针对性的外部表现。

四、婴幼儿健康教育活动实施评价的流程

婴幼儿健康教育活动实施评价的主要流程一般是确定评价要素、拟定评价指标、筛选和修订评价指标、分配指标权重、制定评价标准、实施评价及撰写评价报告

（见表 6－2－3）。

表 6－2－3　婴幼儿健康教育活动实施评价流程表

具体步骤	简述要点
确定评价要素	确定评价要素主要是确定需要评价的内容。“以学评教”的评价取向主要包括四个要素的评价，即婴幼儿习得行为的针对性、能动性、多样性、选择性，详细内容在上面已经介绍过了，这里不再赘述。
拟定评价指标	评价指标的选取要考虑到评价要素的构成及评价的价值取向。具体评价指标体系确定的方法在活动设计评价中已经介绍过了，这里不再赘述。
筛选和修订评价指标	对评价指标的筛选和修订可以采用经验分析法、专家咨询法、观察法等方法进行。
分配指标权重	赋予指标权重在整个评价中起着举足轻重的地位，它直接影响着最终的评价结果。目前关于指标权重的确定方法很多，大体上分为主观赋权法、客观赋权法两类。常用的主观赋权法主要有德尔菲法、层次分析法、二项系数法等；常用的客观赋权法有主成分分析法、熵值法、离差及均方差法等，其中熵值法用得较多。也可以采用主观和客观相结合的组合赋权方法。总之，根据实际情况的需要，只要确定的指标权重是合理的，采用的方法可以根据各自的特点酌情考虑。
制定评价标准	评价标准是评价活动的核心部分，一方面要客观公正，另一方面要详细、可观察、可操作，便于考量。
实施评价及撰写评价报告	完成以上步骤之后，就可以开始评价工作了，最后要撰写评价报告，把评价结果及其分析，以及建议和改进措施形成书面报告呈现出来，以便给被评价者提供一个改进的方向。具体评价报告撰写的要点在活动设计评价中已经介绍过，这里不再赘述。

表 6－2－4 是根据“以学评教”的评价取向制定的评价指标体系，仅供参考。

表 6－2－4　“以学评教”教育活动实施评价指标体系

一级指标	二级指标	三级指标（具体评价标准）	习得行为表现评价
1. 习得行为的针对性	（1）满足习得目标实现的需要。	1）习得目标定位准确、全面； 2）习得行为与目标实现的匹配程度。	
	（2）符合习得内容的特性。	1）把握学科特性； 2）内容解读准确（合理确定活动的重难点）； 3）习得行为符合学科特性及对具体内容的解读。	
	（3）切合婴幼儿的特点。	1）习得行为与婴幼儿的经验基础相适应； 2）习得行为与婴幼儿的知识基础相匹配； 3）习得行为与婴幼儿的思维能力相适应； 4）习得行为符合婴幼儿的学习需求。	
	（4）基于活动条件的可能。	1）习得行为与活动的时间相适应； 2）习得行为与活动的空间相适应； 3）习得行为与活动的条件相适应。	

续表

一级指标	二级指标	三级指标 （具体评价标准）	习得行为 表现评价
2. 习得行为的能动性	（1）参与习得活动的积极性。	1）婴幼儿参与学习活动是否主动热情； 2）婴幼儿在学习过程中是否专注投入。	
	（2）内部思维过程的能动性。	1）婴幼儿在学习过程中是否积极主动； 2）婴幼儿在学习过程中是否主动探索； 3）婴幼儿在学习过程中有无内化理解； 4）婴幼儿在学习过程中是否主动建构。	
	（3）能动参与习得的婴幼儿数量。	能动参与学习的婴幼儿的比例。	
3. 习得行为的多样性	（1）满足多种习得目标实现的需要。	1）准确把握本活动应实现的多种目标； 2）设计与多种目标对应的多种习得行为。	
	（2）符合多种习得内容的特性。	1）全面把握本活动内容的类型或板块； 2）设计与不同内容匹配的多种习得行为。	
	（3）适应活动条件的可能。	本活动设计的多种习得行为是否都有相应的时间、空间及物质条件保障。	
4. 习得行为的选择性	习得行为切合不同婴幼儿的特点。	1）有无分层设计目标、内容、进度、要求； 2）不同层次或特点的婴幼儿是否可以选择不同的学习行为。	

资料来源：陈佑清，陶涛．“以学评教”的课堂教学评价指标设计．课程·教材·教法，2016，36（1）：45-52.

结合托育机构自身的特点，根据不同目标及侧重点采用适宜的方法，确定权重，进行加权综合评定，就可以得到一份比较具体、具有可操作性的关于教育活动实施评价的指标体系量表。

信息页

考核页

婴幼儿健康教育活动实施评价考核页

评价反馈情况填写在表6-2-5中。

表6-2-5　评价反馈表

序号	评价项目	评分标准	满分	评价			综合得分
				自评	互评	师评	
1	阅读知识量	1. 对知识的掌握 2. 阅读知识的态度	20				
2	工作页上任务的理解及完成情况	1. 书写的准确性 2. 完成的态度 3. 完成的内容	60				
3	观察力	敏锐的观察力	20				

任务三 婴幼儿健康教育活动效果评价

学习情境描述

教养者作为婴幼儿健康教育活动的主要设计、组织实施者，其专业发展也应该作为婴幼儿健康教育活动效果评价的一部分。

请你设计及选取相关评价指标，编制教养者专业发展评价表，指标要细化到二级以上；并以此来检验自己的专业技术水平及能力，提出改进建议，制订未来发展计划。

任务学习目标

1. 理解婴幼儿健康教育活动效果评价的含义；明确婴幼儿健康教育活动效果评价的内容；掌握婴幼儿健康教育活动效果评价的指标设计。

2. 能够运用相关理论及方法展开婴幼儿健康教育活动效果的评价工作，并能撰写评价报告。

3. 培养持续改进、思考的能力及创新能力。

任务单

婴幼儿健康教育活动效果评价任务单
任务描述：
婴幼儿健康教育活动的主旨在于促进婴幼儿健康的发展，所以对其教育活动效果的评价主要应该是关注婴幼儿的发展、婴幼儿的获得。同时，教养者作为活动的重要因素，有其主体价值体现。在评价活动效果时，还需要考察教养者是否能够促进自身的专业发展。本次课要完成两个任务：一是对婴幼儿的健康进行科学评价；二是对实施婴幼儿健康教育活动的教养者进行专业发展的评价。
任务要求：
1. 选择的评价指标要具有适宜性且重点突出、目的明确。 2. 对婴幼儿健康教育活动效果进行评价时要有相关理论做支撑，表现出良好的持续改进和思考能力。 3. 对教养者专业发展的评价要准确、客观、有现实意义。
任务考核：
1. 对婴幼儿健康教育活动效果进行评价。 2. 对教养者的专业发展进行评价。

工作页

婴幼儿健康教育活动效果评价工作页

一、任务分组

任务分组情况填写在表 6－3－1 中。

表 6－3－1　学生任务分组表

班级		组号		指导教师	
组长		学号			
组员	姓名		学号		
	姓名		学号		
	姓名		学号		
	姓名		学号		
任务分工					

二、明确任务

1. 本次课的学习意义：____

____

2. 要达到的要求：____

____

3. 培养的能力：____

____

三、制订计划

可以按照表 6－3－2 填写计划，也可以根据自己的实际情况制订计划。

表 6－3－2　工作计划表

工作内容	
工作程序	
工作分工	
工作进度	

四、获取信息

1. 讨论婴幼儿健康发展评价的内容。

2. 讨论对婴幼儿健康教育活动实施的教养者专业发展评价的具体内容。

3. 讨论在婴幼儿健康教育活动效果评价中，选取或设计评价指标的思路。

4. 为保证婴幼儿健康教育活动效果评价工作客观、有效，应采用什么方法进行评价？

五、工作实施

1. 设计及选取相关评价指标，编制婴幼儿健康发展评价表，指标要细化到二级以上。

2.设计及选取相关评价指标，编制教养者专业发展评价表，指标要细化到二级以上。

六、过程检查

撰写评价报告，在同学间进行讨论、分享，查漏补缺。

意见与反馈：	

信息页

婴幼儿健康教育活动效果评价信息页

一、婴幼儿健康教育活动效果评价的含义

效果是由某种动因或原因所产生的结果。婴幼儿健康教育活动效果是指教养者在一定条件或环境下，在一段时间内对婴幼儿实施教育行为，使婴幼儿发生某种变化，这种变化的结果就是教育活动效果，而对这种变化结果做出一个价值的判断，即教育活动效果评价。

二、婴幼儿健康教育活动效果评价的内容

婴幼儿健康教育活动效果评价的内容主要包括婴幼儿健康发展评价和教养者专业发展评价两个方面。

（一）婴幼儿健康发展评价

婴幼儿健康发展评价主要是指运用观察、谈话等科学的方法和工具获得婴幼儿发展的信息，并对这些材料信息进行科学分析而做出的价值判断。

婴幼儿健康发展评价主要包括婴幼儿身体健康发展、心理健康发展及社会适应发展等几个方面的评价，具体见表 6－3－3。

表 6－3－3　婴幼儿健康发展评价的内容

评价内容	简述要点	具体要素
婴幼儿身体健康发展评价	婴幼儿的身体健康发展，首先体现在其发育的形体指标和生长发育功能指标上。形体指标主要指婴幼儿身体及其各部分在形态上可测出的各种量度，用以衡量婴幼儿的生长发育水平和速度。生长发育功能指标是反映婴幼儿身体各系统、各器官的生理功能指标等。其次体现在婴幼儿的活动能力方面，主要有大肌肉动作发展、小肌肉动作发展指标等。	1. 形体指标 （1）身高 （2）体重 （3）头围 （4）胸围 2. 生长发育功能指标 （1）脉搏 （2）血压 （3）肺活量 3. 大肌肉动作发展指标 （1）走 （2）跑 （3）跳跃 （4）投掷 （5）平衡 （6）钻爬与攀登 4. 小肌肉动作发展指标 （1）画 （2）撕与剪

续表

评价内容	简述要点	具体要素
婴幼儿心理健康发展评价	婴幼儿期不仅是身体发育最迅速的时期，而且是心理发展、个性形成的关键期。应树立正确的健康观念，在重视婴幼儿身体健康的同时，还要高度重视婴幼儿的心理健康发展。	1. 正常的智力水平 正常的智力水平主要指与大脑正常发育相适应的各种行为和能力。 2. 情绪及情感合理自控 婴幼儿能对外界不同刺激做出相应的情绪反应和身体行为，且有一定的控制性和稳定性。 3. 基本的自理能力 婴幼儿能够根据具体任务做出相应的反应，打理自己的日常生活。 4. 思想和行为协调一致 心理健康的婴幼儿的思想和行为是协调一致的，做事有条不紊，知道自己所需所想。 5. 反应适度 人对刺激的反应存在个体差异，有的人反应敏捷，有的人反应迟缓，这种差异程度要在一定的限度内才是正常的。
婴幼儿社会适应发展评价	人在从“自然人”过渡到“社会人”的过程中，观念、情感、态度、行为等的发展称为社会适应发展。婴幼儿期是学习社会规范、形成社会技能、了解社会角色、形成良好个性的准备阶段，在人的一生中起着举足轻重的作用。	1. 自我意识发展 自我意识是对自我身心活动的觉察，即自己对自己的认识，具体包括认识自己的生理状态（如身高、体重、体态等）、与他人之间的关系、与社会的关系等方面。 2. 社会行为能力发展 社会行为与个体单独行为相对而言，主要指个体对其他个体所表现出来的行为，通常有亲昵行为、攻击行为、竞争行为、合作行为等。 3. 社会适应能力发展 社会适应能力是构成健康教育的重要内容，主要是指个体逐渐接受现有社会规范与准则，对于环境中的刺激能够在规范允许的范围内做出反应的能力。主要表现为学习与遵守文明礼貌、社会规范、社会准则等方面。

（二）教养者专业发展评价

教养者作为婴幼儿健康教育活动的主要设计、组织实施者，其核心素养的提高也应该作为婴幼儿健康教育活动效果评价的一部分。教养者的核心素养主要包括专业素养与非专业素养两个方面。

1. 专业素养

专业素养包括对婴幼儿健康等方面的专业知识及婴幼儿健康教育活动设计、组织实施等相关的教育教学方法等方面的掌握。在前面已经进行详细介绍，这里不再赘述。

2. 非专业素养

非专业素养主要包括角色转换能力、临场应变能力、较强的洞察力、执行力、创新力、问题解决能力、人际交往能力、沟通表达能力、全局思维能力、举一反三能力、评价反思能力等，这也是评价现代教育工作者专业发展水平的重要方面。

三、婴幼儿健康教育活动效果评价的指标设计

（一）婴幼儿身体健康发展评价指标设计

1. 形体指标设计方法

婴幼儿形体指标设计的方法常用的有离差评价法、身体指数评价法等。

（1）离差评价法。

主要将个体婴幼儿的发育数值和作为标准的均值及标准值进行比较，以评价个体婴幼儿发育状况，进而评价教养者有针对性的健康教育活动效果。

（2）身体指数评价法。

主要是根据人体各部分之间的比例关系，借助相关数学公式，将两项及两项以上的指标结合成指数，以了解婴幼儿生长发育状况的一种方法。身体指数主要有身高体重指数、身高胸围指数、体质指数等（见表 6－3－4），其中体质指数是最常用的身体指数。①

表 6－3－4　婴幼儿生长发育评价相关身体指数

指数	含义	公式	正常范围或参考值
身高体重指数	每厘米身高所含的体重数，反映人体的密度。	$\frac{\text{体重（kg）}}{\text{身高（cm）}} \times 1\,000$	出生：62 1 岁：120 2 岁：138 6 岁：160
身高胸围指数	胸围与身高的比例关系，反映体型、胸廓的发育状况。	$\frac{\text{胸围（cm）}}{\text{身高（cm）}} \times 1\,000$	随婴幼儿月龄增长先增大后减小，转折点为 2 ～ 3 个月
体质指数	用于衡量营养状况和肥胖程度。	$\frac{\text{体重（kg）}}{\text{身高}^2\text{（m）}}$	营养不良：<12 偏瘦：12 ～ 13.5 正常：15.5 ～ 18 肥胖：>18

资料来源：王宁，李雪. 幼儿健康评估与指导. 北京：中国人民大学出版社，2020.

2. 生长发育功能指标设计方法

婴幼儿生长发育功能指标的设计方法主要依靠医学实验室及其他辅助测量，确定合理的区间之后，再来考察婴幼儿的健康状况。

3. 动作发展指标设计方法

婴幼儿动作发展指标可以根据婴幼儿健康发展总目标中的动作技能发展逐层分

① 王宁，李雪. 幼儿健康评估与指导. 北京：中国人民大学出版社，2020.

解为三级指标，然后形成专项指标体系（见表 6-3-5）。

表 6-3-5　婴幼儿动作发展指标体系

<table>
<tr><th>一级指标</th><th>二级指标</th><th>三级指标</th></tr>
<tr><td rowspan="6">动作发展</td><td rowspan="3">大肌肉动作发展</td><td>基本动作技能</td></tr>
<tr><td>综合动作技能</td></tr>
<tr><td>队形体操</td></tr>
<tr><td rowspan="3">小肌肉动作发展</td><td>使用文具</td></tr>
<tr><td>使用工具</td></tr>
<tr><td>构建造型</td></tr>
</table>

资料来源：王宁，李雪. 幼儿健康评估与指导. 北京：中国人民大学出版社，2020.

注意：以上指标的选取只供参考，并不唯一。具体的专项指标及评价标准请参考本书项目三内容。

（二）婴幼儿心理健康发展评价指标设计

婴幼儿心理健康发展评价和测量的常用方法有观察法、调查法和测验法。其中调查法分为谈话法和问卷法，测验法包括筛选检查法、人格测验法等。[①]

1. 观察法

观察法主要是在自然的条件下，研究者根据一定的目的、提纲或观察表，用自己的感官和辅助工具直接观察研究对象，从而获得资料的一种方法。

2. 谈话法

谈话法是对婴幼儿进行心理健康发展评价时为获取所需要的相关信息而采取的一种简单且普遍运用的方法，通常采用与婴幼儿或与婴幼儿熟悉的人谈话的方式进行。

3. 问卷法

问卷法是通过由一系列问题构成的调查表收集资料，以测量研究对象的行为和态度的心理学基本研究方法之一。其主要优点是标准化程度高、收效快。问卷法能在短时间内调查很多研究对象，取得大量资料，能对资料进行数量化处理，经济省时。

4. 筛选检查法

筛选检查法只提供对婴幼儿粗略的评价，以发现婴幼儿是否存在心理障碍和行为问题，而不能做结论性判断。

5. 人格测验法

人格测验法主要用于评价个性心理特征，是心理诊断的一种技术，分为结构不

① 王宁，李雪. 幼儿健康评估与指导. 北京：中国人民大学出版社，2020.

明确的投射测验和结构明确的问卷测验两大类。

（三）婴幼儿社会适应发展评价指标设计

婴幼儿社会适应发展评价指标的设计主要是根据关于婴幼儿健康发展的总目标分解出具体目标，设计相应的评价指标，指标可以按层级设置一级指标、二级指标等，以此类推，最后制定出评价标准，进行相应的评价工作。

自我意识发展评价方法有规则分类、环境暗示等；社会行为能力发展评价方法有情境观察、同伴游戏；社会适应能力发展评价方法有轶事记录、观察图片或讲述故事。常见的婴幼儿社会适应发展评价指标见表 6－3－6。

表 6－3－6 婴幼儿社会适应发展评价指标

一级指标	二级指标	三级指标
婴幼儿社会适应发展	自我意识发展	自我生理属性的认知
		自我与他人关系的认知
		自我社会属性的认知
	社会行为能力发展	暗示与模仿的能力
		竞争与合作能力
		冲突与调适能力
	社会适应能力发展	生活自理能力
		自我调节能力
		自我控制能力
		融入环境能力
		对周围文化的理解和接受能力

资料来源：本书编写组. 0～3 岁婴幼儿托育机构实用指南. 南京：江苏凤凰教育出版社，2019.

注意：以上指标的选取只供参考，并不唯一。在评价时，一般是根据最后一个层级指标进行有针对性的观察、描述，可以按不同月龄婴幼儿所表现出来的不同特征而单独评价。

信息页

考核页

婴幼儿健康教育活动效果评价考核页

评价反馈情况填写在表 6-3-7 中。

表 6-3-7 评价反馈表

序号	评价项目	评分标准	满分	评价			综合得分
				自评	互评	师评	
1	阅读知识量	1. 对知识的掌握 2. 阅读知识的态度	20				
2	工作页上任务的理解及完成情况	1. 书写的准确性 2. 完成的态度 3. 完成的内容	60				
3	持续改进、思考的能力，创新能力	1. 持续改进、思考的能力 2. 创新能力	20				

价值引领

建设高质量学前教育体系，离不开质量评估的正确导向与科学指引。2022年2月，教育部下发《幼儿园保育教育质量评估指南》(以下简称《评估指南》)，对如何完善以促进幼儿身心健康发展为导向的学前教育质量评估体系提出了明确要求。其中，针对当前幼儿园保教质量评估存在的“重结果轻过程、重硬件轻内涵、重他评轻自评”等问题，把关注和聚焦保育教育过程质量作为质量评估的着力点，从过程质量评估应“评什么”和“怎样评”提出了明确指引，对推动幼儿园建立科学的评估导向，落实科学保教实践，引导教研为幼儿园实践、教师专业成长服务，全面提升幼儿园保教质量具有重要意义。

《评估指南》以科学质量观为指导，聚焦保育教育过程，坚持“儿童为本，过程导向，持续改进”，推动科学保育教育。一是突出以儿童为本，强调幼儿园关注幼儿发展的整体性和连续性，在保育教育实践过程中通过观察理解幼儿的学习方式、特点和规律，强调班级保教计划制订与调整、一日生活安排与调整等，都应建立在对本班幼儿年龄特点、个体差异、活动需要的关注与分析基础上；二是突出过程导向，强调应注重科学保教理念向实践的转化，在活动组织、师幼互动、家园共育、环境创设等方面加强对幼儿学习与发展过程的关注与研究，引导和促进幼儿园坚持以游戏为基本活动，创设支持幼儿主动探究的环境，提供丰富适宜的活动材料，理解尊重幼儿并支持其有意义学习，强化家园协同育人，推动保育教育从单纯关注“怎样教”向潜心研究“怎样学”转变；三是突出持续改进，强调充分发挥质量评估的引导、诊断、改进和激励功能，注重将幼儿园常态化的自我评估与督导部门定期的外部评估有机结合，及时评价、及时反馈、持续改进，推动每一所幼儿园不断提升保教质量。

资料来源：梁慧娟. 儿童为本，过程导向，持续改进——聚焦过程质量的幼儿园保育教育质量评估. (2022-02-15)[2022-03-15]. http://www.moe.gov.cn/jyb_xwfb/moe_2082/2022/2022_zl05/202202/t20220215_599302.html.

思考：结合国家对幼儿教育评价的政策，谈谈你对婴幼儿教育评价的方向、宗旨的认识。对于发扬改革创新意识，提高保教能力，更好地服务于幼教事业，你有什么计划？

项目小结

本项目围绕婴幼儿健康教育活动设计评价、婴幼儿健康教育活动实施评价、婴幼儿健康教育活动效果评价三方面，让学生主动获取学习资源，自主探究评价的指标和重点，在学习评价方法的同时对自我进行检验，同时培养问题意识、观察意识、全局意识及对日后工作改进的执行力、创新力等。

项目拓展

1. 请结合本项目的学习，梳理出作为婴幼儿的关键教养者应该具备哪些关键能力。

2. 结合实际思考怎样有效地利用评价来指导现实中的教育活动。

参考文献

［1］张星星. 0～3 岁婴幼儿托育课程设计. 上海：复旦大学出版社，2021.

［2］本书编写组. 0～3 岁婴幼儿托育机构实用指南. 南京：江苏凤凰教育出版社，2019.

［3］文颐，程敏. 婴儿社会性指导活动设计与组织. 北京：科学出版社，2015.

［4］刘玺诚，王惠珊. 婴幼儿睡眠与成长. 北京：中国中医药出版社，2011.

［5］曹桂莲. 0～3 岁儿童亲子活动设计与指导. 上海：复旦大学出版社，2014.

［6］高庆春. 学前儿童健康教育. 3 版. 北京：高等教育出版社，2019.

［7］简·尼尔森. 正面管教. 王冰，译. 北京：京华出版社，2009.

［8］艾桃桃，刘凤英. 学前儿童健康教育. 长春：东北师范大学出版社，2018.

［9］李玉侠，杨香香，张焕荣. 幼儿园教育评价. 北京：北京师范大学出版社，2017.

［10］杨泉芳，王艳芬. 幼儿卫生保健基础. 北京：中国人民大学出版社，2020.

［11］李燕，赵燕. 幼儿发展基础. 北京：中国人民大学出版社，2020.

［12］鲍秀兰. 0～3 岁婴幼儿早期教育和早期干预. 北京：人民卫生出版社，2018.

［13］王书荃，罗静，思愔. 0～3 岁婴幼儿早期教育指南. 北京：中国妇女出版社，2020.

［14］蒋晓莉，付云霞，丁希望. 0～3 岁亲子活动设计与家长指导. 长沙：湖南师范大学出版社，2021.

［15］王宁，李雪. 幼儿健康评估与指导. 北京：中国人民大学出版社，2020.

［16］徐国庆. 职业教育课程论. 2 版. 上海：华东师范大学出版社，2015.

［17］蔡跃. 职业教育活页式教材开发指导手册. 上海：华东师范大学出版社，2020.

［18］柳倩，周念丽，张晔. 学前儿童健康学习与发展核心经验. 南京：南京师范大学出版社，2016.

[19] 庞建萍，柳倩. 学前儿童健康教育与活动指导. 2 版. 上海：华东师范大学出版社，2014.

[20] 唐冰瑶，刘伟. 学前儿童健康教育. 南京：南京大学出版社，2019.

[21] 苟增强，刘建伟，罗萍，等. 幼儿园健康教育与活动指导. 北京：北京师范大学出版社，2017.